全国中医药行业高等教育"十四五"创新教材

中国传统文化与中医学

（供中医学、中药学、针灸推拿学、临床医学、护理学等专业用）

主　编　张庆祥

U0314099

全国百佳图书出版单位
中国中医药出版社
·北京·

图书在版编目（CIP）数据

中国传统文化与中医学 / 张庆祥主编 .—北京：中国中医药出版社，2022.8（2023.8 重印）

全国中医药行业高等教育"十四五"创新教材

ISBN 978 - 7 - 5132 - 7712 - 9

Ⅰ.①中…　Ⅱ.①张…　Ⅲ.①中华文化—关系—中医学—高等学校—教材

Ⅳ.① K203 ② R2-05

中国版本图书馆 CIP 数据核字（2022）第 135162 号

中国中医药出版社出版

北京经济技术开发区科创十三街 31 号院二区 8 号楼

邮政编码　100176

传真　010-64405721

北京联兴盛业印刷股份有限公司印刷

各地新华书店经销

开本 787×1092　1/16　印张 8.75　字数 192 千字

2022 年 8 月第 1 版　2023 年 8 月第 3 次印刷

书号　ISBN 978 - 7 - 5132 - 7712 - 9

定价　39.00 元

网址　www.cptcm.com

服 务 热 线　010-64405510

购 书 热 线　010-89535836

维 权 打 假　010-64405753

微信服务号　zgzyycbs

微商城网址　https://kdt.im/LIdUGr

官 方 微 博　http://e.weibo.com/cptcm

天猫旗舰店网址　https://zgzyycbs.tmall.com

如有印装质量问题请与本社出版部联系（010-64405510）

全国中医药行业高等教育"十四五"创新教材

《中国传统文化与中医学》编委会

序 言

中华民族拥有五千年的悠久历史，有着深厚的文化底蕴。中华优秀传统文化在推进中华民族伟大复兴的进程中，其当代价值日益凸显。中国传统文化已经以其独特价值体系与民族精神和民众生活融为一体，成为中华民族所特有的文化基因。中医药文化作为中国传统文化的优秀代表，是中华民族人文思想、道德情操和文明智慧在生命领域的集中体现。研究中国传统文化与中医药之间的种种关系，是满足当今社会和中医药发展大背景的现实需要。

探讨中国传统文化与中医学之间的关系，寻找它们对彼此的影响与结合点，是一个几乎永远也无法完结的话题，单就写作方法而言，既可以分成很多专题加以论述，也可以从历史断代角度分析比较，对于浩如烟海的中医古籍，还可以专书为单位进行研究。无论从哪一个角度进行研究，只要依据丰富的中医文献资料，明确中国传统文化的时代特征，一个问题一个问题地进行比较分析，就会取得优秀成果。

由张庆祥教授主编的《中国传统文化与中医学》对中国传统文化与中医学的很多方面进行了深入的探讨和研究。通过本书我们可以看出，中医学可以称为一门独具特色的整体科学。一方面，它有着其自身独特的发展规律；另一方面，它在发展过程中又不断吸收中国传统文化的核心理论和实践成果。中国传统文化的沃土培育出了中医学，从而其得以根深叶茂，郁郁葱葱。中医学对于中国传统文化一直以来秉持着择善而从、积极吸收的态度，我们从历代中医学著作中可以清楚地看出，中国传统文化对中医学家有着巨大影响，中国传统文化和中医学有着密不可分的关系。

本书以专题为纲领，从文化的角度进行研究，条分缕析，纲举目张，内容丰富。本书的主要内容包括易学思想与中医学、道家思想与中医学、儒家思想与中医学、佛家思想与中医学、兵家思想与中医学、宋明理学与中医学六个专题。全书论述深刻，材料丰富，能够站在较高的学术视角对所论述问题进行多层次、多视角的分析，使读者不仅得到精神食粮，而且增加了传统文化与中医学的知识。

总的来说，中医学的人文价值日益受到人们的广泛重视，我们没有理由忽视中医学与中国传统文化的密切关系。我希望本书的出版，能够推动中医药事业更上一层楼，使其在人才培养及临床应用中发挥更大作用。

北京中医药大学　张其成

2022 年 6 月

编写说明

中国医药学是中国古代科学的瑰宝，也是打开中华文明宝库的钥匙。中国传统文化是学好中医学的文化之根、思想之源。教育部及各级政府高度重视中国传统文化，倡导要加强传统文化的学习与人文素质教育的培养，以提高大学生的文化修养，彰显民族自豪感。随着时代的发展，医学的人文性逐渐彰显。医学应当是有温度的科学，中医学一贯倡导的"医乃仁术""大医精诚"的思想正是医学人文性的集中体现。在当今网络时代，学习者的学习行为模式发生了变化，讨论、互动、协作成为最常见的学习模式。由此，本教材应运而生。

本教材是医学与人文精神的有机结合，其主要特色有二：一是精选中国传统文化的有关知识，使医学生通过对传统文化的学习，了解中医学的基本原理和主要思维方法；二是通过对中医学基本内容的讲述，使非医专业的大学生和广大的中医爱好者，通过对文化的认同了解中医学，加深对中国传统文化的理解，进而普及中医学防治疾病、维护健康的理念，激发学习研究中医学的兴趣。本教材的学习，能强化学习者的中医思维，深化学习者对中医基础理论的认识，在传承中国传统文化的同时，丰富并发展中医理论；拓宽学生视野，增加学生人文素养，了解中医学的理论渊源；激发学生学习传统文化、学习中国经典的兴趣；传统文化与中医学的比较研究，可培养和巩固学生的中医思维，为中医临床工作打下坚实的基础，以传播中国传统文化、弘扬中医特色文化，更好地服务临床，提高防治效果。

本教材的主要内容包括易学思想与中医学、道家思想与中医学、儒家思想与中医学、佛家思想与中医学、兵家思想与中医学、宋明理学与中医学六个专题，每个专题分为概说、主要思想及其对中医学的影响三部分。

本教材主要适用于中医学、中药学、针灸推拿学、临床医学、护理学等专业研究生、本科生，也可作为非医学类大学生、广大中医爱好者、中国传统文化爱好者的选用教材。本课程在山东中医药大学研究生中开课十余年，现为临床研究生的必选课程，每年约 1000 人选课，且规模持续扩大。中医药院校如开设同类课程，也可作为选用教材。

　　全体编写人员遵循严谨求实、认真负责的原则，群策群力，精益求精，共同制订教学大纲与编写原则，根据各位编委的专业与学术特长进行分工。绪论由张庆祥、刘明完成，第一章易学思想与中医学由赵荣波完成，第二章道家思想与中医学由张庆祥、鲍霞完成，第三章儒家思想与中医学由郑红、徐婉梨完成，第四章佛家思想与中医学由李成华、孙慧明完成，第五章兵家思想与中医学由张露、刘旭花完成，第六章宋明理学与中医学由孟庆岩、刘园园完成。初稿完成后，由编写人员多次交互审稿，全书由主编张庆祥统稿，并由山东中医药大学孙广仁教授审定。

　　由于编写仓促，编写人员水平有限，不妥之处在所难免，敬请各位师生及读者提出宝贵的意见和建议，以便于进一步修改与完善。

《中国传统文化与中医学》编委会

2022 年 6 月

目 录

绪 论 ▷▷▷▷

关于文化，人们常说"文以载道""以文化人""文化自信""文明古国""文化大国""我们都是文化人"等等。寻找文化的渊源、界定文化的内涵、比较东方文化与西方文化的异同，进而明确中国传统文化的特点，对于学好中医学、确立文化自信、培养中医思维，则具有极其重要的意义。

一、文化

（一）文化的内涵

文化本指"以文教化"，与武力征服相对应，即所谓"文治武功"，指以文化去教化、感化、熏陶对象，如"以文化之""以文化成"。《易·贲》说："观乎人文，以化成天下。"孔颖达注疏说："观乎人文以化成天下，言圣人观察人文，则诗书礼乐之谓，当法此教而化成天下也。"

"文"的本义，指各色交错的纹理。"文"，象形，象纹理纵横交错形。《易·系辞下》载："物相杂，故曰文。"《礼记·乐记》称："五色成文而不乱。"东汉许慎在《说文解字》中说："文，错画也，象交文。"即错乱或交叉的画纹。

"文"的本义，象形，是指花纹、纹理，是指古人画在胸前的文身。后来其内涵不断丰富，基本含义包括以下几方面。一是指文字，即语言的书面形式，其中独体字为文，合体字为字；二是文章，如散文、记叙文；三是指文言，如半文半白；四指非军事的，与"武"相对，如文攻武卫、文武双全；五是柔和、不猛烈，如文火、文弱；六指自然界的某些现象，如天文、水文；七指礼节、仪式等，如繁文缛节；八指文饰，即掩饰，如文过饰非。此外，"文"还可作量词，指古代一枚标准的方孔铜钱，如一文不值。

综上所述，"文"的引申义，主要包括以下三种。其一，是包括语言文字在内的各种象征符号，以及具体化为文物典籍、礼乐制度。如《尚书·序》所载伏羲画八卦，造书契，"由是文籍生焉"，《论语·子罕》所载的"文王既没，文不在兹乎"，即是说周文王去世以后，周朝的法律等典章制度就不在这个地方适用了吗？其二，由伦理之说导出彩画、装饰、人为修养之义，与"质""实"对称，所以《尚书·舜典》疏曰"经纬天地曰文"，《论语·雍也》称"质胜文则野，文胜质则史，文质彬彬，然后君子"，指性情过于直率就显得粗鲁，礼仪过于恭敬就显得虚浮，性情与礼仪表现恰当，才是君子该有的样子。其三，是指美、善、德行之义，如《礼记·乐记》所说："礼减而进，以进为文。"郑玄注:"文,犹美也,善也。"是指礼节、礼数上如果厌倦了,就应该促进增强。《易·贲卦》象辞说:"刚柔交错,天文也;文明以止,人文也。"指出天上的晴与雨,万物的刚与柔的交替,是天文的变化;人类的道德品行、真善礼节,则属于人文。

"化"的本义,为改易、生成、造化,如《庄子·逍遥游》所说:"北冥有鱼,其名为鲲。鲲之大,不知其几千里也。化而为鸟,其名为鹏。"

古字化为"匕",会意。甲骨文,从二人,象二人相倒背之形,一正一反,以示变化。本义指变化、改变。《说文解字》认为:"匕,变也。"徐灏曰:"匕、化,古今字。"《易·系辞传》说:"知变化之道。"东汉经学家虞翻注云:"在阳称变,在阴称化,四时变化。"荀爽则注曰:"春夏为变,秋冬为化,坤化为物。"即是指四时阴阳,或事物之间的变化,如《易·系辞下》说:"男女媾精,万物化生。"《素问·五常政大论》说:"化不可代,时不可违。"《礼记·中庸》说"可以赞天地之化育",皆指此义。

综上所述,"化"指事物形态或性质的改变,又引申为教行迁善之义。

"文"与"化"并联使用,较早见之于《周易》:"观乎天文,以察时变;观乎人文,以化成天下。"即是通过观察天象,来了解时序的变化;通过观察人类社会的各种现象,用教育感化的手段来治理天下。其中之"文",即从纹理之义演化而来。日月往来交错文饰于天,即"天文",亦即天道自然规律。同样,"人文",指人伦社会规律,即社会生活中人与人之间纵横交织的关系,如君臣、父子、夫妇、兄弟、朋友等,构成复杂网络,具有纹理表象。在这里,"人文"与"化成天下"紧密联系,"以文教化"的思想已十分明确。

西汉史学家刘向将"文"与"化"二字联为一词。他在《说苑·指武》中写道:"圣人之治天下也,先下德而后武力。凡武之兴,为不服也。文化不改,然后加诛。"此处"文化",是与天造地设的自然相对举,或与无教化的"质朴""野蛮"相对举,即指人文社会制度与规则。

由此可见,"文化"的本义就是"以文教化",它表示对人性情的陶冶、品德的教养,本属精神领域之范畴。随着时间的流变和空间的差异,"文化"逐渐成为一个内涵丰富、外延宽广的多维概念,成为众多学科探究、阐发、争鸣的对象。

文化的内涵有广狭之分。广义的文化,是人类在社会历史实践过程中所创造的物质财富和精神财富的总和。它包括物质文化、制度文化和心理文化三个方面。物质文化是指人类创造的物质文明,包括交通工具、民族服饰、日常用品等,如万里长城、金字塔、古代青铜器等,它是一种可见的显性文化;制度文化和心理文化分别指生活制度、家庭制度、社会制度、国家法律以及思维方式、宗教信仰、审美情趣等,它们属于不可见的隐性文化,包括文学、哲学、政治等方面的内容。

狭义的文化,是指社会的意识形态及与之相适应的制度和组织机构,包括宗教信仰、风俗习惯、道德情操、学术思想、文学艺术、科学技术、各种制度等人类所创造的各种精神财富。

当代文化的内涵,是指人类在社会历史发展过程中所创造的物质财富和精神财富的总和,特指精神财富,如文学、艺术、教育、科学等。

当代著名哲学家、佛学家、历史学家、国家图书馆馆长任继愈则认为广义的文化包括文艺创作、哲学著作、宗教信仰、风俗习惯、饮食器服之用等等，狭义的文化，专指能够代表一个民族特点的精神成果。

（二）传统文化的现象与思考

关于风俗，古语有云："十里不同风，百里不同俗。"例如，对于长辈的称呼，人们一般习惯于把父亲、母亲称为"爹""娘"，祖父、祖母称为"爷爷""奶奶"，外祖父、外祖母称为"姥爷""姥姥"；而在某地则把父亲、母亲分别称为"爷爷""妈妈"，祖父、祖母称为"姥爷""奶奶"，外祖父、外祖母称为"外姥爷""外姥姥"。说明地方不同，风俗不同。

不同的民族，其衣着不同，饮食不同，风俗不同，同一个事物或者人物称呼不同。如在云南不同地区的不同民族，对姑娘和小伙的称呼也不一样，石林彝族分别将姑娘和小伙称为"阿诗玛"与"阿黑哥"，大理白族称为"金花"与"阿鹏哥"，丽江的纳西族则称为"胖金妹"与"胖俊哥"。

再如，马来西亚是一个以马来人、华人、印度人和多个原住民族组成的多民族国家。根据 2010 年的马来西亚人口普查，其人口中本国公民占 91.8%，外国人占 8.2%。在本国公民中，土著（马来族及原住民）占 67.4%、华族占 24.6%、印度民族 7.3%、其他民族占 0.7%。不同民族有不同信仰，马来人信奉伊斯兰教，华人信奉玉皇大帝、土地爷、财神爷等，印度人则信奉佛教以及印度教。因此，在首都吉隆坡的道路两旁，最多的建筑是圆顶并有星星月亮的清真寺或者政府机关建筑，另外还经常见到观音庙、印度庙等宗教建筑，以及关帝庙、林公祠、陈家书院等中国式建筑。印度教则是多神信仰，其三大主神是梵天、毗湿奴和湿婆。

（三）中国传统文化知识举例

中国传统文化知识的内容博大精深。《易·系辞传》说："易有太极，是生两仪，两仪生四象，四象生八卦。""河出图，洛出书，圣人则之。""天数二十有五，地数三十，凡天地之数五十有五，此所以成变化而行鬼神。"《道德经》说："道生一，一生二，二生三，三生万物。""人法地，地法天，天法道，道法自然。"

由以上内容可引出以下问题：何谓太极、两仪、四象、八卦？何谓河图、洛书、九宫、八方？何谓三纲五常、三从四德、三教九流、三部九候？何谓天干地支、五运六气、廿四节气？何谓四书五经、四大名著、四大经典？

下面主要介绍一下河图、洛书与八卦。

河图展示了四方四季与中央的关系，认为天数为阳，地数为阴，一、六属水位居北方，二、七属火位居南方，三、八属木位居东方，四、九属金位居西方，五、十属土位居中央。河图体现了中土五行的特点，其中上、下、左、右、中，分别与火、水、木、金、土五行有关。在天为气，在地成形；形气相感，德流气薄；万物芸芸，生生不息。见图 1。

洛书展示了八卦方位及其与阴阳的变化关系。其中三、九、七、一为天数，位居四边，分别代表东、南、西、北四象，二、六、八、四为地数，居于四角，分别代表西南、西北、东北、东南四隅，五居中央。由此可见，河图洛书在表示时空观念的同时，也说明了时空内物质的相互作用。见图 2。

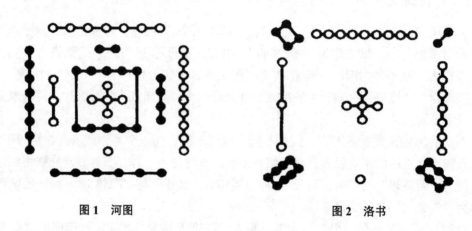

图1　河图　　　　　　　　　　　　　图2　洛书

先天八卦起源于中华民族人文始祖——伏羲，伏羲氏所处时代约为新石器时代早期，距今七千余年。他根据天地万物的变化，发明创造了八卦，即乾卦、兑卦、离卦、震卦、巽卦、坎卦、艮卦、坤卦。《易·系辞》中先天八卦的主导思想是："易有太极，是生两仪，两仪生四象，四象生八卦。"其体现了宇宙形成的过程。因此八卦形成了一个宇宙空间，上为乾卦，下为坤卦，分别代表天和地，且能体现方位，乾卦代表纯阳，为正南；坤卦代表纯阴，为正北；离卦代表火，为正东；坎卦代表水，为正西；兑卦代表泽，为东南；震卦代表雷，为东北；艮卦为山，代表西北；巽卦代表风，为西南。

后天八卦起源于周文王，是对先天八卦的衍生。后天八卦的变化是离在上，坎在下，即离南坎北。东西，则是是震与兑，即震东兑西。

二、对东西方文化差异的思考

（一）电影《刮痧》所反映的文化差异

《刮痧》是郑晓龙执导，梁家辉、蒋雯丽、朱旭主演，于2001年出品的一部电影，其主要内容如下。一个在美国生活了八年的中国家庭，因为孩子的一次意外发烧，刚来美国、不懂英文的爷爷用了中国传统的刮痧治疗方法为小孙子治病，但在医院护士发现了孩子身上刮痧留下的血痕，怀疑是其家人虐待孩子所致，于是男主角许大同被保护儿童权益的机构以虐待儿童的罪名告上了法庭。许大同辩解那不是伤痕，是中医疗法刮痧的正常反应，但却无法证明。另外，电影又讲述许大同因为自己的儿子没有向老板的儿子道歉，便动手打了自己儿子一下，老板看了觉得不可思议，许大同对约翰解释这一举动说："我为什么打我儿子，那是出于我对你的尊重，那是我给你面子。"这样的解释让这个典型的西方人迷惑不已，也反映出中国文化的阴柔内求、克己修为的文化内涵。

（二）《素质教育在美国》反映的东西方文化的差异

《素质教育在美国》是中国学者黄全愈所写，重点诠释了美国素质教育的标准，以及唤醒教育、玩的教育、潜能开发、情商培养、德商教育、情感教育、能力教育、财商培养等素质教育的几大方面，同时对东西方的教育进行了对比说明。本书在第一章"创造性能不能教"中，讲述了儿子矿矿学画画的事：作者把有着绘画天赋的儿子送进了当代绘画学习班，可是在这个班里，矿矿却无法落笔画画，因为老师什么都不教，只让学生涂鸦似地乱画。后来作者发现，自己的儿子评判一幅画好坏的标准是"像不像"，而美国的孩子在绘画时充分发挥自己的想象力和创造力，他们从不问"像不像"，而是问"好不好"。

再比如，作者上小学的儿子矿矿所在的社区足球队与另一球队进行比赛，经过加时赛后双方踢成 5 ∶ 5 平，最后进入点球大赛。此前曾踢进三个球的儿子未被选中罚点球，黄先生找教练说理，却被教练反问"你的儿子为何不主动提出罚点球？"由此可见东西方文化的差异。

（三）东西方聚会的不同

中国人聚会，多是一人做东，请客买单，其他人捧场，大家其乐融融；而西方人聚会则是大家各人自付，实行 AA 制。这样的差异据说与东西方文化特点有关。中国人很早就进入农业文明社会，且长期处于农耕文明时期，农耕文明的特点是以土地为基础，人们逐水而居，以同姓宗族村落为主，居住地长期固定，常有乡村民规或家族法制，活动范围小，聚会吃饭时一人请客，以后终会得到回报；而西方文化则是建立在海洋文明的基础之上，以商业为主，大家同到一地，常以契约立法为依据，共同开发，商品交换，居住地不固定，活动范围较大，吃饭聚会实行 AA 制，如此互不相欠。

（四）东西方饮食的差异

西餐饮食中，各种美食相互之间相对独立，如烤牛排、色拉、蔬菜等。牛排不用太熟，以保持原味，可九分熟、七分熟，甚至五分熟，各自独立，保持原味。而中国人吃牛肉，则要将洗净的牛肉，切成大小适中的块，放入锅中，加上足够的水，并放入十数种佐料，慢火炖煮数小时，牛肉烂得入口即化，牛肉汤则营养丰富、美味无比，相互之间，取长补短，和谐相处，突出整体味道。

由以上种种现象可以看出，东西方文化存在明显差异。西方文化注重"个性"与"实体"，而中国传统文化则更注重"共性"与"关系"。东西方文化的差异的根源，在于东西方哲学思维的差异。西方文化的哲学起源于古希腊"原子论"，认为物体是可以拆分的，即整体等于局部之合；而东方文化的哲学源自"元气说"，认为物体是一个整体，拆分之后某些共性则随之失去，即整体大于局部之和。东西方文化对自然界及宇宙的态度也不相同，西方人讲求"物为我用"，认为除了人类，万物都是上帝赐予的附属品；而东方人讲和谐，讲"天人合一"，以和为贵。

三、学习传统文化的意义

(一)汲取文化智慧,提高心性修养

文化是一个国家和民族的进步之魂,文化的力量贯穿人类社会历史演进的始终。中国优秀传统文化是中华民族几千年奋斗历程的见证,更是今天中华民族固本开新的精神动力。传统文化中的"道法自然、天人合一""己所不欲,勿施于人""以德治国、以民为本""和而不同、天下为公"等对自然界、对人与自然关系的认识,以及对人类修为、对社会关系的重要理念,向世界展现了中华文化内蕴的独特思想与哲学思考,也为解决21世纪人类整体性问题提供了中国智慧。

著名文化学者余秋雨认为:"中国文化是一条奔流不息的大江,而不是江边的枯藤、老树、昏鸦。"中华文明是唯一一直延续而从未中断的古老文明,中华文化源远流长,积淀着中华民族最深层的精神追求,代表着中华民族独特的精神标识,为中华民族生生不息、发展壮大提供了丰厚的营养。《大学》说:"大学之道,在明明德,在亲民,在止于至善。"强调君子之道在于德行修养、体察民情,修为至善。著名学者季羡林也认为:"我们的文化还有一个提法,是我们的特点,就是格物、致知、正心、诚意、修身、齐家、治国、平天下八个步骤……是从个人内心一直到天下。"因此,"君子之德"作为个体道德的价值归宿,是传统文化中需要着重学习的内容,其思想与中医学对医者"以人为本""大医精诚"的要求是一致的,即如北宋思想家张载所说:"为天地立心,为生民立命,为往圣继绝学,为万世开太平。"

(二)培养中医思维,提高文化自信

思维方式的差异决定了医天模式和理论基础的不同,中医学是在传统文化的基础形成的整体和谐的"形 – 神 – 天医学",它具有以人为本、注重整体、恒动联系等思想,这些思想皆源于中国传统文化。《素问·著至教论》说:"夫道上知天文,下知地理,中知人事,可以长久。"坚持道路自信、理论自信、制度自信,最根本的是文化自信。文化自信,是更基础、更广泛、更深厚的自信。因此,学习中国传统文化可以提高文化软实力,从优秀传统文化中寻找精气神。学习中国传统文化也是加强自身修养、增强民族自信、促进文化繁荣兴盛、实现民族复兴伟大理想的重要途径。

【思考题】

1. 何谓文化?文化的内涵有哪些?
2. 东西方文化的差异有哪些?
3. 学习传统文化的意义如何?

【经典文献选段】

《大学》:"大学之道,在明明德,在亲民,在止于至善。知止而后有定,定而后能

静，静而后能安，安而后能虑，虑而后能得。物有本末，事有终始。知所先后，则近道矣。古之欲明明德于天下者，先治其国；欲治其国者，先齐其家；欲齐其家者，先修其身；欲修其身者，先正其心；欲正其心者，先诚其意；欲诚其意者，先致其知，致知在格物。物格而后知至，知至而后意诚，意诚而后心正，心正而后身修，身修而后家齐，家齐而后国治，国治而后天下平。自天子以至于庶人，一是皆以修身为本。"

第一章　易学思想与中医学 ▷▷▷▷

《周易》是中国传统文化史上极其重要的一部文化典籍，被学界称为"群经之首，大道之源"。"首"和"源"充分反映了《周易》在中国传统文化中的地位和影响。与其他经典相比较，《周易》在两个方面非常突出：一是用独特的卦爻符号体系来表达思想；二是预测功能，也就是"小道"。小道是与治国安邦和修身养性的"大道"相比较而言的，学习易学要注意区别二者，此与中医学的"治未病"密切相关。

目前，我们一般所说的《周易》包含两个部分：《易》和《易传》。通行本《易》一般认为是由殷末周初的周文王整理并完善卦爻辞，《易传》则是春秋末年孔子讲《易》并由弟子和再传弟子整理，于战国中后期成书。两汉以后逐渐合称《周易》。

第一节　易学概说

一、《易》

学界公认的看法是，《易》八卦由伏羲首创。《汉书·艺文志》里讲到"易"的形成过程时说："人更三圣，世历三古。"三古即伏羲时代为上古，文王周公时代为中古，孔子时代为下古。

也就是说，《周易》经历了伏羲画八卦、文王重卦并且作卦爻辞、孔子作传三个重要的关节点，而最终成为传世经典。但根据东汉经学家郑玄《易赞》的记载，夏、商、周三个朝代各有自己的"易"，夏朝的易称为"连山易"，商朝的易称为"归藏易"，周朝的易称"周易"。这三部经典都有八个经卦（三画卦称"经卦"），也都有六十四别卦（六画卦称"别卦"）。周文王只是在前代"易经"的基础上重新进行了顺序的编排，进一步完善了卦辞、爻辞。应该说这种说法比较可信。

《易》成书的年代久远，并非一人一时所作。就内容而言，《易》主要包括六十四卦的卦名、卦象（或称卦画）、卦辞和爻辞，共四部分。《易》中的卦辞、爻辞内容涉及当时的社会生产、生活甚至战争等方方面面，又通过"吉""凶""悔""吝"等断词表达了当时活动的结果或者作者的态度，因而程度不同地反映出当时的社会现状和思想观念。《四库全书总目提要》中曾经这样概括《周易》："易道广大，无所不包，旁及天文、地理、乐律、兵法、韵学、算术，以逮方外炉火，皆可援易以为说。"也就是说，作为"源头活水"的《周易》，为后来的各行各业提供了一个基本的理论平台，从哲学的角度而言，《周易》为中国古代社会提供了最基本的世界观和方法论体系。

作为选拔人才的必考科目，从汉武帝时期立"五经博士"到隋朝开启的正式科举考试，很多优秀的知识分子把研究易学作为修身、治国的基本课程。中国历史上各家各派的著述中都不同程度地包含着易学的因素和理念，中国历史上很多大思想家往往都通过注解《周易》建立自己的学术体系，并由此形成了博大的易学文化。

（一）《易》的内容和构成

1. 卦的构成

《易》包含六十四卦，有卦名，如"乾"卦、"坤"卦。有卦象或者叫卦画，如"乾"卦由六个阳爻组成，坤卦由六个阴爻组成等。另外每一卦都有卦辞，用来解释一卦的基本含义。每一卦都有六个爻，每一个爻都有爻辞，用来解释每一个爻的含义。

对于每卦的基本内容，以乾卦为例来说明。

乾：元亨利贞

　　用九　见群龙无首，吉

▬▬　上九　亢龙有悔

▬▬　九五　飞龙在天，利见大人

▬▬　九四　或跃在渊，无咎

▬▬　九三　君子终日乾乾，夕惕若厉，无咎

▬▬　九二　见龙在田，利见大人

▬▬　初九　潜龙勿用

"乾"是卦名，六个阳爻叠加在一起就形成了乾卦卦象。"元亨利贞"是乾卦的卦辞。卦辞是解释每一卦的基本含义。每卦的六个爻都有爻辞，爻辞是解释每一爻的基本含义，如乾卦初九爻的爻辞"潜龙勿用"，九五爻的爻辞"飞龙在天，利见大人"等。其他六十三卦都由卦名、卦象、卦辞和爻辞这四部分组成。其中乾、坤两卦比较特殊，在六个爻辞之外，分别多了"用九"和"用六"两个爻辞。"用"一般解释为"通"，即"通九""通六"，也就是对纯阳、纯阴的乾、坤两卦做一下通解。因为乾、坤两卦是纯阳、纯阴之卦，代表天、地，是父母卦，这是为了进一步强调和突出两卦为代表的阴阳之理的重要性。后文的《易传》十篇中有一篇是《文言传》，就是专门针对乾、坤两卦作的进一步的阐释和发挥。

《易》的整个经文分为上经和下经。上经共计三十卦，从代表天和地的乾（☰）卦和坤（☷）卦开始，表示首先有父天母地，然后天地合气、阴阳交互作用，万事万物从生成、发展、壮大再到生生不息。其中每一个卦都代表一种情状或者一种时空，一卦六爻的每一爻又可以代表在这个时空下具体的不同的时段，六十四卦代表无限的宇宙大时空。上经最后终于坎（☵）卦和离（☲）卦。下经共计三十四卦，从代表婚姻和家庭的咸（䷞）卦和恒（䷟）卦开始，到既济（䷾）卦和未济（䷿）卦结束。

历史上曾有学者称上经三十卦主要讲天道，下经三十四卦主要讲人事。这种观点虽有一些偏颇，但也不无道理。最后一卦是未济卦而不是既济卦说明六十四卦代表的宇宙大时空不是一个封闭的系统，而是以阴阳为基础的开放大系统，与马克思主义哲学中讲

到的螺旋式上升非常相似。

所以，无论是每一卦的从初爻到上爻，还是六十四卦的从乾、坤开始到既济和未济卦收尾，表达的是终始之道。

2. 卦的生成

爻是《易》的卦里最基本的组成符号。爻分阳爻和阴爻。阴阳是整个传统文化中最古老、最基本也是最重要的一对范畴。本着"意以象著"的原则，《易》用阴、阳（"－－"和"—"）两个符号来表现，学者多推测这与远古先民的生殖崇拜有一定的关系，也是传统文化里包含的执简驭繁的大智慧的体现。

爻是什么？"爻者，效也"，不同卦里的"爻"模拟不同时空之中具体的人和具体的事。对于爻的称呼，阳爻称为"九"，阴爻称为"六"。其中"九"为老阳之数，"六"为老阴之数，"七"为少阳之数，"八"为少阴之数。这四个数来源于用五十根蓍草占卜时出现的四种状况，而且只能是这四种状况。因为易学讲究"以变为占"，重视变化的爻，老阴和老阳是要变为少阳和少阴的，所以阴阳爻称为九或者六，而不是称为七或者八。

对于"爻"的解释，《易传·系辞上》中还说："爻者，言乎变者也。"也就是说不同卦的不同位置的爻显示了事物当下的状态，但任何事物都不会永远是这个样子，一定会发生变化。同样的位置、同样的爻在不同的卦里含义也是很不相同的。所以《系辞下》还说："爻也者，效天下之动者也。"因为世界上所有的变化归根结底都是阴阳的转换而已。这是中国哲学乃至中医学最根本的世界观和方法论原则。

卦是什么？"卦者，挂也"。这里的"卦"相当于悬挂的"挂"。"卦"就是相当于悬挂在那里的一个像，通过阴阳爻的数量多少和不同位置展现出动态的含义。

关于卦的生成，最权威的解读《易》的著作《易传》给予了说明。《易传·系辞上》说："是故易有太极，是生两仪，两仪生四象，四象生八卦，八卦定吉凶，吉凶生大业。"这是对卦生成过程最经典的解释。但这种从一到二、从四到八乃至六十四卦的生成过程，如果从正向思维的角度来看，很容易被当作一个从低级到高级、从简单到复杂的"发展"过程，但实际情况正好相反。

从"道"或者"太极"到八卦和六十四卦的产生，是一个从"源"到"流"、从"根本"到"枝叶"、从"顶层设计"到"具体落实"的过程。阴阳爻是对太极或者道最切近的展现，等到三画卦或者六画卦出现以后，就成了太极或者道的某一个点、某一个层面、某一个时间段的不同展现。关于"道"在传统文化和中医学里的重要性问题，后文还会进一步谈到。

（二）阴阳和四象

阴阳是了解中国传统文化的关键和枢纽。在易学里，阳（—）代表积极的、膨胀的、上升的、温煦的、君子、实等含义；阴（－－）代表沉静的、凝滞的、下降的、寒凉的、小人、虚等含义，但要结合具体卦的具体爻位而定。中国哲学以阴阳为基础建构起来的是辩证逻辑而非形式逻辑，尽管战国中期曾经出现了以名家学派为代表的形式逻辑的萌芽，但在后世并没有占据主流的地位。

因为阴阳观念太过重要，阴阳两个符号又太过简略，所以为了避免阴阳被僵化地理解并在动态意义上表达阴阳关系，最晚在北宋初期就已经出现了能够表达动态意义的太极阴阳图，如图1-1所示。这是所运用的表达工具的一种"进化"而非阴阳观念的改变。一般而言，我们所说的太极图是一个空白的圆，表达的是未开化的混沌状态，等到能够区分出阴阳的太极阴阳图，已经是等而下之了。

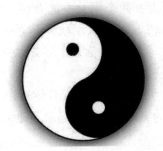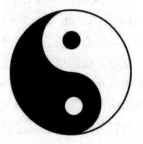

图1-1　太极阴阳图的两种形式

太极阴阳图的含义大体有三个方面：一是阴阳并非截然二分、非此即彼，而是你中有我、我中有你的互根互含的关系；二是以正S或反S的曲线区分而不是用一条直线来区分，表达的是阳极盛时一定会出现阴，阴极盛时一定会出现阳的动态意义；三是黑白两个点起到了画龙点睛的作用，即黑、白鱼是活的，阴阳之气永远处于此消彼长的动态之中，同时又表达了"阴在阳之内，不在阳之对"（《三十六计·瞒天过海》解语）的观念。

进一步来说，上面两个太极阴阳图是存在差异的。左边图黑白鱼的运行方向是顺时针方向，右边图黑白鱼的运行方向是逆时针方向，目前这两种图及相关文物都可以见到，但其解读却众说纷纭。以笔者管见，顺时针的太极阴阳图可理解为道家的阴阳观，逆时针的太极阴阳图可理解为易学的阴阳观，其根据是道家精神侧重于"顺应"，易学则是"逆数"。《易传·说卦》说："数往者顺，知来者逆。是故，易，逆数也。"也就是说，易学追求的是以今知来、逆时而知，这应该是《易》能预测的一个原因所在，我们当然要注意剔除其中迷信的成分，但是"治未病"在易学和中医学里则是共同的目标。

在中医学里，顺应四时用于养生当然是"顺"，但治未病却又是"逆"。看病的时候从当下症状回推到阴阳消长流变的异常和五行生克制化的紊乱是"逆"，治病用药的时候通过调理阴阳之气、打造健康的环境使病灶无从产生，从而解决身体的疾病又是"顺"。所以，与西医学"直达病灶"不同，中医学治病虽有一些"绕"，但确实是在"治本"。

"两仪生四象"：两仪是指阴阳，四象是指老阴、老阳、少阴、少阳，或者说春、夏、秋、冬。

阴、阳（--、—）两个符号是极其抽象的，它们作为一种工具来说是简单有效的，可以表达出最基本的原则和原理，但是比较"粗糙"，还需要进一步具体化，使人易于掌握和使用。于是阴、阳两个符号经过两两相重，成为"四象"，见图1-2。

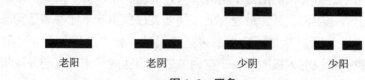

老阳　　　　老阴　　　　少阴　　　　少阳

图1-2　四象

两个阳爻叠加在一起称为"老阳"，可表示夏天；两个阴爻叠加在一起称为"老阴"，可表示冬天；下面一个阳爻、上面一个阴爻称少阴，可表示秋天，意思是下面虽然还有阳气，但上面阴气已经开始起作用；下面一个阴爻、上面一个阳爻称少阳，可表示春天，意思是地面虽然还有阴气，但阳气已经来临。

用四象表征一年四季非常形象，但这样的表征大气候的工具在具体运用时还是比较抽象和粗糙，必须把时间及与之相关的具体物象的突出特征结合起来，即做到时空合一，才具备切实的有效性，这就是三画的八经卦。

（三）八经卦

在易学中，三画的卦称"经卦"，共八个卦。六画的卦称为"别卦"，共六十四卦。八经卦是指乾☰、坤☷、震☳、巽☴、坎☵、离☲、艮☶、兑☱。

八卦比起四象，能够更形象的表征天人合一的观念。

每个经卦都有三个爻，上爻代表天，下爻代表地，中间的爻代表人，天、地、人共处于一个时空之中且相互影响。对于人类社会而言，世间所有事情的出现都是三种因素交互作用的结果，缺少其中的任何一个因素，事情都很难成就或者很难圆满地成就。这三个因素也就是我们平时所说的天时、地利、人和。

八卦分别代表"天""地""雷""风""水""火""山""泽"八类自然物。之所以有这种比拟，原因大概在于，先民认为这八类自然物是和他们的生产生活联系最密切的。有了三画卦，也就可以表征天地人三才之道。三画的经卦表征的意思大体有以下三种。

第一，人是天地合气所生，是"得其秀而最灵者"，有了人，世间也就有了真正的意义。

第二，天、地、人本来就是合一的，这是人存在的前提。

第三，人处于中爻的位置，行中道是人之为人的题中应有之义。中医所用的药物都有偏性，也就是"以偏治偏"，恢复原来动态的阴阳平衡就是"中"的状态。

关于八卦的卦象，宋代理学家朱熹曾经总结了一个口诀："乾三连，坤六断；震仰盂，艮覆碗；离中虚，坎中满；兑上缺，巽下断。"

记住八卦的卦象和八卦所代表的八类自然物是学习六十四卦的基础，掌握六十四卦的卦象和基本内涵是学习整个易学的基础，这是研究易学"入门难"的原因之一。

根据《易传·说卦》的记载，在战国时期，人们就开始用八经卦表征与当时人们生产生活联系最密切的八类自然物。除此以外，八经卦还可以指代八个方位，当然这里说的是后天八卦的方位。八卦还可以表示人体的八个不同部位、八种社会人伦关系、八种禽畜、八种最基本的性质等，如表 1-1 所示。

表 1-1　八经卦及分类特征

乾☰	坤☷	震☳	巽☴	坎☵	离☲	艮☶	兑☱
天	地	雷	风	水	火	山	泽
西北	西南	东	东南	北	南	东北	西
首	腹	足	股	耳	目	手	口
父	母	长子	长女	中男	中女	少男	少女
马	牛	龙	鸡	豕	雉	狗	羊
健	顺	动	入	陷	丽（依附）	止	说（悦）

除去表中列举八卦所表征的六种情况，古人还将其他许多种事物归类其中，据说这是古人占卜的基础。具体的情况大家可以参考《易传·说卦》。

八经卦分为阳卦和阴卦，其中包含四个阳卦和四个阴卦。乾☰、震☳、坎☵、艮☶为阳卦，坤☷、巽☴、离☲、兑☱为阴卦。乾、坤两卦是纯阳、纯阴之卦比较容易理解，其他六卦遵循"以少为贵"的原则，一阳二阴之卦称为阳卦，一阴二阳之卦称为阴卦。

八经卦还可以分为父母卦和六子卦。乾（☰）卦和坤（☷）卦是纯阳、纯阴之卦，在一个家庭中代表父亲和母亲。震（☳）卦代表长子。一卦三爻或六爻中，下面的是开始，最上面的是结束。《易传·说卦》曾经这样解释六子卦："震一索而得男，故谓之长男。"意思是坤（☷）卦三个爻为阴爻，第一次得到一个阳爻，也就是男孩成震（☳）卦，是家里的长子。"巽一索而得女，故谓之长女"，意思是乾（☰）卦三个爻为阳爻，第一次得到一个阴爻，也就是女孩成巽（☴）卦，是家里的长女。

其他以此类推，"坎（☵）再索而得男，故谓之中男；离（☲）再索而得女，故谓之中女；艮（☶）三索而得男，故谓之少男；兑（☱）三索而得女，故谓之少女。"把八卦理解为"父母卦"和"六子卦"突显的是异于西方哲学构成论的"生成论"，以八卦和六十四卦作为解读无限世界和人体自身的工具重视的是价值理性而非工具理性。

下面阐述一下八卦代表的八类自然物和每一卦最基本的性质。

第一是乾（☰）卦，乾卦三个爻都是阳爻，代表天，因为天是最大的阳，刚健自强，丝毫不会懈怠，这与先贤对包括太阳在内的天象的观测有直接关系，所以有"刚健"的性质。

第二是坤（☷）卦，坤卦三个爻都是阴爻，代表地，地是最大的阴，有柔顺之德，是非善恶无所不载，有"柔顺"的性质。

第三是震（☳）卦，震卦卦象是下面一个阳爻、上面两个阴爻，代表雷。立春时大地上阴气还很强盛，但阳气欲喷薄而出，阴阳相薄于是有雷。现在气象学一般把"雷"解释为"带有不同电荷的云层接近或者与地上的突出物接近时产生的放电现象"，这种解释是在科学的角度而言。我们的古人认为，雷是无形的阴阳之气相互激荡产生的，这是典型的中国哲学的解释方式。其实中、西医学对于疾病的解释的差异也是如此。震卦为东方为春天，春天万物萌发，所以有"动"的性质。

第四是巽（☴）卦，巽卦卦象是下面一个阴爻、上面两个阳爻，代表风，风总是流动的，所以上面有两个阳爻，阳为动。无论何时，风总会带来凉意，所以下面含有一个阴爻。风的性质是无孔不入，所以有"入"的性质。中医学"虚邪贼风，避之有时"的观念与风的性质相关。

第五是坎（☵）卦，坎卦卦象是中间一个阳爻、上下两个阴爻，代表水，水为阴所以有两个阴爻，但是水性润下，只有先升才能后降，能上升所以必定包含有阳的成分；水性虽柔弱，但又往往包含着凶险，所以有"陷"的性质。

第六是离（☲）卦，离卦卦象是中间一个阴爻、上下两个阳爻，可代表火，火为阳所以有两个阳爻，但是火性炎上，只有居下才能炎上，能居下所以必定有阴的成分；火自己不能单独存在，必须借助于其他事物，所以有"丽"也就是依附的性质。

第七是艮（☶）卦，艮卦卦象是下面两个阴爻、上面一个阳爻，可代表山。山为突出、高耸之物，所以上面为阳爻。但不以大地为依托则不能成其高，故下面有两个阴爻；山有镇止之意，所以有"止"的性质。

第八是兑（☱）卦，兑卦卦象是下面两个阳爻、上面一个阴爻，可代表泽。泽毕竟不完全是水，上面为阴为虚，但下面为实。美丽少女和湿地杂草葱茏能够使人愉悦，所以有"悦"的性质，但同时也有"毁折"的含义。

对八经卦的卦象解释有很多角度和方式，是一个"见仁见智"的问题，以上只是诸多解释中的一种。

下面以兑（☱）卦为例做一个简要说明。

后天八卦里兑卦的方位是正西，可以代表秋天，五行属金。秋天既是收获的季节，也有肃杀的意味，古代的"秋后问斩"就是为了顺应天时。兑还代表口，有喜悦的含义，但也有"病从口入，祸从口出"之忧，一出一入，荣辱皆在其中。兑卦还代表少女，美丽的少女固然能给人带来欣喜，但当政者沉湎于此也难免有人亡政息之虞，即使普通人也难免口舌是非之争，甚至招来祸患等。

体悟孔子的"不占而已矣"、荀子的"善为易者不占"，才能真正体会到《易》作为经典的支撑点不在于占卜，而在于治国安邦、修身养性之道。

（四）六画卦

六画卦也称"别卦"。三画卦虽能够表达天、地、人三才之道，但只是表征静态的意义。所以八卦又两两相重为六十四卦，即六画卦。六画卦表征天、地、人三才之道才能够"极其变"。

六画卦包含内卦和外卦。在六画卦中，下面三个爻是下卦，也称内卦，可代表己方；上面三个爻是上卦，也称外卦，可代表对方或外在因素。

关于一卦六爻之中每个爻的名称。

一卦六个爻，从最下面到最上面的六个位置分别称初、二、三、四、五、上。前文有述，卦中的阳爻称"九"，阴爻称"六"。如（☰）乾卦由六个阳爻组成，从下往上依次称为：初九、九二、九三、九四、九五、上九；（☷）坤卦由六个阴爻组成，从下往上依次称为：初六、六二、六三、六四、六五、上六。再如（☲）未济卦六个爻从下往上依次称为：初六、九二、六三、九四、六五、上九等。一卦六爻的表述是从"初"到"上"，而不是从"一"到"六"，这种方式表达的是终始之道和圆形思维，而不是线性思维。

圆形思维是非常典型的中国古代传统社会思维方式。以时空观为例，中国古代传统社会是用天干和地支来表达年、月、日、时的，而天干和地支都能转化成五个方位和五行。

天干有十个，分别是甲、乙、丙、丁、戊、己、庚、辛、壬、癸。

十个天干转化为方位和五行是东方甲乙木、南方丙丁火、西方庚辛金、北方壬癸水、中央戊己土。在十个天干中，"土"居中央，主四方，控四时，与中医学的"脾胃五行属土""脾胃是后天之本"是一脉相承的。

地支有十二个，分别是子、丑、寅、卯、辰、巳、午、未、申、酉、戌、亥。

地支转换成方位和五行是亥和子为北方为水，寅和卯为东方为木，巳和午为南方为火，申和酉为西方为金，辰戌丑未在四个角，也就是两个季节相交之际各有一个为土。这说明土在一年四季的运化中始终在起作用，中医学的"四季脾旺不受邪"与此相关。

用天干、地支来表达年、月、日、时，这是圆形的思维方式在时空观上的表达。另外，天干有十个，地支有十二个，最小公倍数是六十，用来表示年的时候就是"六十年一甲子"，这也是圆形思维在更大时空观上的表达。这种表达与西方很早就开始的公元元年、二年、三年，一直可延伸至无限的线性思维时空观有很大的不同。圆形思维和线性思维的差异在中、西医学里表现得尤为突出：前者虽比较"绕"但目的是"治本"，后者则直达病灶"治标"。

易学里爻和爻之间的关系主要有四种，就是比、乘、承、应。

简而言之，相邻两爻的关系为"比"，彼此有一定的影响。阴爻在阳爻之上为"乘"，有"乘凌"意，往往对上面的阴爻不太有利，但也要看具体的卦，因为时空不同结果就会有差别，这种观念在中医学里有很突出的表现。阴爻在阳爻之下为"承"，是承载意。内卦三爻和外卦三爻有相应的关系：初爻和四爻相应、二爻和五爻相应、三爻和上爻相应。同性之爻相应为"敌应"，异性之爻相应为"正应"。"应"往往有"应援"的意思，这与中医学的"有诸内必形诸外"是一个道理。

前文提到，三画卦尽管能够表达天地人三才之道，但只是静态意义上的表达，唐代经学家孔颖达称之为"未极其变"。"重三为六"以后，则能表征更丰富的动态意义。这是作为工具的卦爻题中应有之义。

在六画卦中，上两爻代表天，天为阳；下两爻代表地，地为阴；中间两爻代表人，由此形成了一个新的、动态的三才之道。

以六画的乾卦为例：

━━ 上九　　代表天　阳中之阳（至阳动则为阴，要下行）

▅▅ 九五　　代表天　阳中之阴
▅▅ 九四　　代表人
▅▅ 九三　　代表人
▅▅ 九二　　代表地　阴中之阳
▅▅ 初九　　代表地　阴中之阴（至阴动则为阳，要上行）

以两爻各代表天、地、人三才之道，表达的是天之气自分阴阳，地之气自分阴阳，人也自分阴阳。因为任何现实的存在物都是阴阳和合体，这样世间才会生生不息。

天为阳，代表天的五爻和上爻都是阳，但两爻相比，五爻在下为阳中之阴，上爻则为阳中之阳。因为"阳极而阴"，阳中之阳也就是至阳，实际上动则为阴，所以必然要下行，即天气下降。地为阴，所以代表地的初爻和二爻都是阴，但这两个爻相比，二爻在上为阴中之阳，初爻在下则为阴中之阴。因为"阴极则阳"，所以阴中之阴实际上动则为阳，必然要上行，即地气上升。三四两爻代表人，人也自分阴阳，但处于天地之中。

三画卦重为六画卦之后表达的是天地之气互相交通从而生成、长养万物的动态过程。一个活生生的人能够立于天地之间，也是凭借体内和体外阴阳之气正常的消长流变才能够做到，否则只能是死人，尽管肉体暂时还在。这也是中国人把人刚刚去世称为"断气"的原因。由此我们就不难理解为什么中药的药性讲究的是升降沉浮、温热寒凉、酸苦甘辛咸等四气五味，而不是什么成分能够消炎、什么成分能够杀菌等等，因为中药针对的是阴阳之气而不是实体的器官。

一卦六爻代表天地人三才，天之气自分阴阳，地之气自分阴阳，人也自分阴阳。这一点对理解中国传统文化乃至中医学里的阴阳观念非常重要。比如，男为阳，女为阴，但男人前后左右上下又可分阴阳，女人同样如此。在朝堂之上，国君为阳，大臣为阴，但在家庭中大臣作为家长又是阳。

中医学里五脏六腑的体阴而用阳、体阳而用阴也是如此。这种观念在要求概念清晰确定无歧义的西医学和现代科学里是不可想象的，但在中医学里则是很平常的现象。从逻辑学的角度来考察，这应该是辩证逻辑和形式逻辑的区别。世界观、方法论和概念含义的巨大差别导致了中西医学的根本不同，削足适履对中医学的正常发展是有害的。

六画卦比起三画卦而言，不仅内涵丰富得多，而且是动态的。即卦爻象是静的，但表征的意义是动的，所以易学中才会有"得意忘象，得象忘言"的说法。因为卦、爻和卦辞、爻辞仅是工具、是手段而已，它们都应该为人服务而不是相反。这是哲学工具和科学工具的差异所在，或者说是价值理性和工具理性的差异所在。

（五）卦与时空

易学包含着突出的"时"的哲学。学习《周易》应该"明时"。"时"即时空，六十四卦表征无限的宇宙大时空，每一卦就是一个具体而微的小时空，分别体现的是层次不同的终始之道。

以乾卦为例：

乾：元亨利贞

用九　见群龙无首，吉

（宗庙）——上九　亢龙有悔

（天子）——九五　飞龙在天，利见大人

（诸侯）——九四　或跃在渊，无咎

（三公）——九三　君子终日乾乾，夕惕若厉，无咎

（大夫）——九二　见龙在田，利见大人

（元士）——初九　潜龙勿用

"乾"（☰）是卦名。"元亨利贞"是卦辞，解释一卦的基本含义。六个爻自下而上依次排列是卦象，卦象也称"大象"。每卦六个爻，每爻的爻象也称"小象"。爻辞是用来解释每一个爻的基本含义的。

首先是乾卦卦辞"元亨利贞"。

"元"为开始，万物是天生地成，或者称阳生而阴成。天的阳气开启万物，使万物生成有了可能性，因而是纯然至善的。一旦落实到大地上成为现实便不可避免地有了种种的不完美。"亨"是亨通，也就是美好、善良的事物能够畅通无阻。"利"不是单纯的利益，世间最大的"利"就是使万物各得其宜。"贞"最初有占卜的意思，儒家把它引申为"正"，也就是一定要循正道而行，因为"置身于正道，是为最吉祥"。

"元亨利贞"也被称为"四德"。乾为天，坤为地，天和地在传统文化中还有理想和现实的含义。对于表征天的乾卦，没有任何附加条件，而是直接说"元亨利贞"四德，因为只有理想才是最圆满的，现实中不会有圆满自足之物。坤卦卦辞虽然也包含"元亨利贞"，但已经有了一些附加条件予以限制。其他六十二卦更是如此，有三德者，有两德者，有一德者，有无德者，不一而足。需要指出的是，没有"四德"的未必差，只是没必要明示罢了。如晋卦、解卦等。

进一步说，在中国传统文化中，天有"理想"的含义，地有"现实"的含义。人立于天地之间表征的是任何一个现实的人都处于理想和现实之间而站立。一个人如果脱离现实而太过理想化，在现实生活中就很难找到立足之地。如果太过现实，那就与四脚着地的动物无异。所以一个真正的人应该既有理想，又有脚踏实地的能力。这是儒家"中庸之道"的内在要求。

其次，一卦六爻代表传统社会的六个等级。

初爻代表"元士"，士阶层是等级社会中不直接从事体力劳动的最低一个阶层，受雇于贵族等统治者，无封地。这里的层级显然不包括最底层的老百姓，也是等级社会的糟粕所在。

二爻代表"大夫"，是有一定田产并掌握一定权力的阶级。传统社会有"礼不下庶人，刑不上大夫"的说法，说明大夫有比较高的地位。

三爻代表"三公"，属朝廷重臣，权力很大，可与天子直接对话。

四爻代表"诸侯"，一般为天子的兄弟或子侄，是与天子有一定血缘关系者或居功至伟者，外放以后就是封疆大吏，有兵权和财权，这种情况主要出现在宋朝以前，所以

诸侯也最容易被天子猜忌而被围剿。

五爻代表"天子"，帝王被称为"九五之尊"就是从九五爻而来，这个位置处于上卦的中位，最吉利也最尊贵。

上爻代表"宗庙"，即祖宗的位置，这个位置本来应该比五爻更尊贵，但却是一个虚位，"贵而无位，高而无民"。

第三，一卦六爻表征事物发展的终始之道。以乾卦为例：

初九爻的爻辞是"潜龙勿用"。因为初九、九二两爻代表地，初九爻在地底最深处，也就是"无位之地"。这意味着所有的条件都不具备，此时有所行动就是"妄动"，有所要求就是"躁求""妄动""躁求"，迟早会招致凶险。在这种情况下能做到韬光养晦而"勿用"是最好的选择。

九二爻的爻辞是"见龙在田，利见大人"。九二爻已经到了地面，意味着一些条件开始初步具备，对于有追求、有前瞻意识的人而言也就到了建功立业"打天下"的时候。因为条件很成熟的时候大家都会蜂拥而至，没有"人无我有，人有我新"的意识很难脱颖而出，干成大事。

九三爻的爻辞是"君子终日乾乾，夕惕若厉，无咎"。"乾乾"是勤勉警觉的意思，"夕"是傍晚，"厉"是危险。三四爻代表人道，三爻是人道之初，处于从内卦到外卦、从下卦到上卦的一个转折时期，在这个阶段无论怎样勤勉警觉都是应该的，能不出现大的过失就已经算是不错。

九四爻的爻辞是"或跃在渊，无咎"。三、四两爻代表人道，但四爻的情况比较尴尬，属于"上不在天，下不在田，中不在人"的状况。因为人道偏下，或者说偏于现实。九四爻进可以到五爻天子之位，退可以到三爻君子之位，所以表现为这样一种"悬浮"的状态，能够始终"战战兢兢，如临深渊，如履薄冰"地做到"无咎"而不张扬自己就已经不容易了，由此不难理解周公之难。

九五爻的爻辞是"飞龙在天，利见大人"。九五爻是最尊贵的一个位置，又处于上卦的中位，所以最为吉利，适合大展宏图。六十四卦的六十四个五爻的爻辞，完全称"凶"的没有一个，有不吉也会以其他方式弥补，这一点是处于下卦中位的二爻难以相比的，原因是贵贱的差别。所以《易传·系辞下》中才会有"二多誉，四多惧""三多凶，五多功"的说法。从这里不难看出，传统社会的等级观念是非常突出的，甚至中医学的药物配伍也会分成君臣佐使，因为它们所起的作用不同。

上九爻的爻辞是"亢龙有悔"。因为这是以阳爻处于最末尾的一个位置，实际也是"无位之地"。如果时过境迁还处在"亢"的状态，那么"悔"就是必然结果，这就是"不明时"。

乾卦和坤卦是众卦的父母卦，爻辞也比较特殊。乾卦爻辞多了一个"用九，见群龙无首，吉"，对这句爻辞学界有不同的解释，笔者比较认同的一种说法是在六个爻都是阳爻这种特别刚健的环境下，强行出头是非常危险的，"无首"反倒是吉。还有一种说法是乾卦代表天，是最高的统治者。作为最高统治者安排好天下大局以后就不要再凸显自己、到处干预，让老百姓休养生息反倒有很好的结局等等。

另外，坤卦爻辞多了一个"用六，利永贞"，意思是女性柔弱，只有永远守正才能更加长远，引申为人事则是"妻贤夫祸少"。我们经常会看到周围有人通过烧香拜佛来敬天敬地，期许保佑自己，但是不孝顺自己的父母，最后很难善终。因为这种人忽视了一个最基本的事实：父母是自己最切近的天和地，孝敬父母是敬天敬地最简单、最有效的方式。

其他卦从初爻到上爻都基本上表征的是从开始到结束、人体或物体从下到上等等不同的位置或者过程，只不过乾卦六爻的爻辞最为典型。

（六）六十四卦与十二消息卦

1. 通行本六十四卦

1973 年长沙马王堆出土的帛本《易》的卦序与通行本很不相同，学者已多有研究。但通行本一直流传不衰，对传统社会各方面的影响更大，这应该是历史筛选的结果，本文只谈通行本。通行本六十四卦的卦象及顺序见表 1-2。

表 1-2　通行本六十四卦卦序和卦象

乾	坤	屯	蒙	需	讼	师	比
小畜	履	泰	否	同人	大有	谦	豫
随	蛊	临	观	噬嗑	贲	剥	复
无妄	大畜	颐	大过	坎	离	咸	恒
遁	大壮	晋	明夷	家人	睽	蹇	解
损	益	夬	姤	萃	升	困	井
革	鼎	震	艮	渐	归妹	丰	旅
巽	兑	涣	节	中孚	小过	既济	未济

《易》通过六十四卦的排列，表征出生生不息的无限宇宙大时空。在六十四卦中，处于前两位的乾（☰）、坤（☷）两卦和处于最后两位的既济（☵）、未济（☲）两卦，应该只具有理论上的意义，在现实生活中基本是不可能出现的。因为乾、坤两卦属于纯阳、纯阴之卦，现实中则是孤阴不生、独阳不长。

最后的两卦，既济（☵）卦是阳爻处于阳位、阴爻处于阴位，这种状况在易学中称为"正"，六爻都能够当位得正，万物都能得到济养，因为既济卦是上水下火成"炊"之象。这样的最理想状态，现实中显然是不太可能的。

未济（☲）卦则是阴爻处于阳位、阳爻处与阴位，六爻皆失位。六爻都不得其位，意味着所有事物都不得其所，显然也不具有现实性。只有中间六十卦阴阳各具，可以表征世间现实的存在物，六十这个数字便具有了特殊的意义。

六十四卦共三百八十四个爻，除去上述四卦，六十卦计三百六十个爻，也基本可以表征一年又一年的周而复始。从秦汉开始，先贤已经确切计算出一年包含三百六十五又四分之一天，这一点从两汉象数易学家的"六日七分说"可得到确证。从这里也大体可以看出，先贤已经意识到工具固然重要，但其价值和效果的判定最终还是要取决于人。中医学对待工具的态度基本如此，这一点与西医学对外在仪器和工具的依赖程度有很大不同。

唐代经学家孔颖达把六十四卦排列顺序的特点总结为"二二相偶，非覆即变"，即六十四卦分为三十二对，相邻两卦要么是变卦，如乾（䷀）和坤（䷁），把乾卦六个爻的爻性全变就是后边的坤卦；要么是覆卦，如屯（䷂）和蒙（䷃），把屯卦六个爻全部翻转过来就得到蒙卦等等。泰（䷊）和否（䷋）、既济（䷾）和未济（䷿）等卦既可以看作覆卦，也可以看作变卦。

宋代理学家朱熹为了方便记忆六十四卦顺序，编了一首歌诀，并根据经文分成上下两篇：

《经》上

乾坤屯蒙需讼师，比小畜兮履泰否；

<u>同人</u>大有谦豫随，蛊临观兮噬嗑贲；

剥复无妄大畜颐，<u>大过</u>坎离三十备。

《经》下

咸恒遁兮及<u>大壮</u>，晋与<u>明夷家人</u>睽；

蹇解损益夬姤萃，升困井革鼎震继；

艮渐<u>归妹</u>丰旅巽，兑涣节兮<u>中孚</u>至；

<u>小过</u>既济兼未济，是为下经三十四。

在这首歌诀中，有下划线的为两个字是一个卦名，其中的楷体字是为了凑足一句话、方便记忆的虚字，大部分每卦的卦名为单个字。记住六十四卦的卦象和掌握每一个卦的基本含义是学习易学的前提和基础。

2. "十二消息卦"

为了表征一年之内阴阳盛衰有规律的变化，前人在六十四卦中选出十二个卦，代表农历的十二个月，并配以十二个地支，如表1–3所示。

表1–3 十二消息卦卦象及与地支相配

息卦	复䷗	临䷒	泰䷊	大壮䷡	夬䷪	乾䷀
	十一月	十二月	正月	二月	三月	四月
	子（水）	丑（土）	寅（木）	卯（木）	辰（土）	巳（火）
消卦	姤䷫	遁䷠	否䷋	观䷓	剥䷖	坤䷁
	五月	六月	七月	八月	九月	十月
	午（火）	未（土）	申（金）	酉（金）	戌（土）	亥（水）

十二消息卦也称"十二辟卦"或者"十二君卦"，有统领其他众卦的意思。按照易学中的体例，阳气上升为"息"，阴气上升为"消"。息卦包含六个卦，从代表农历十一月的复卦䷗开始阳气依次上升，到代表次年农历四月的乾卦䷀阳气达到最盛。消卦也包含六个卦，从代表农历五月的姤卦䷫开始阴气依次上升，到代表农历十月的坤卦䷁阴气

达到最盛。农历四月阳气最盛，但并不是气温最高，这是先民透过现象看本质的一个表现，即气温高不等于阳气盛。在中医学里，医者不会局限于看到的具体病灶，而是回推至无形的阴阳，这一点"易"和"医"完全一致。

十二个月都可以与十二个地支相配，十二个地支又可以转换为方位和五行，五行之间有生有克，吉凶悔吝、生克制化就在其中。这是古人乃至中医学重视天时的一个重要原因。

就五行之气的旺衰而言，立春后木旺，立夏后火旺，立秋后金旺，立冬后水旺，土王四季，"王"在这里是统领的意思。十二个地支中，寅卯为木，巳午为火，申酉为金，亥子为水，辰、戌、丑、未为土，并分列在四季中。这一点与土居中央并不矛盾，只有真正处于中央才能做到无处不在。前文有述，这种观点与中医学里"脾胃是后天之本""四季脾旺不受邪"是同样的道理。

（七）八宫说及中国传统的认知方式

1. 八宫说

所谓"八宫说"，就是把六十四卦分成八个宫，每宫八个卦。以乾☰、坤☷、震☳、巽☴、坎☵、离☲、艮☶、兑☱"八纯卦"为每一宫的首卦。八纯卦就是上卦和下卦相同的六画卦，每宫的首卦称为本宫卦。除了本宫卦，每一个宫后面还有七个卦，这七个卦排列的规律是：从本宫卦的初爻开始依次受变，变初爻成为一世卦，变完二爻成为二世卦，变完三爻成为三世卦，变完四爻成为四世卦，变完五爻成为五世卦。因为上爻代表宗庙不能改变，所以变完五爻后回过头来再变四爻成为游魂卦。最后是下卦的三个爻全变，变回本宫卦的下卦为归魂卦，如表 1-4 所示。

表 1-4　八宫图表

	本宫卦	一世卦	二世卦	三世卦	四世卦	五世卦	游魂卦	归魂卦
乾宫 （金）	乾 乾为天	姤 天风姤	遁 天山遁	否 天地否	观 风地观	剥 山地剥	晋 火地晋	大有 火天大有
坤宫 （土）	坤 坤为地	复 地雷复	临 地泽临	泰 地天泰	大壮 雷天大壮	夬 泽天夬	需 水天需	比 水地比
震宫 （木）	震 震为雷	豫 雷地豫	解 雷水解	恒 雷风恒	升 地风升	井 水风井	大过 泽风大过	随 泽雷随
巽宫 （木）	巽 巽为风	小畜 风天小畜	家人 风火家人	益 风雷益	无妄 天雷无妄	噬嗑 火雷噬嗑	颐 山雷颐	蛊 山风蛊
坎宫 （水）	坎 坎为水	节 水泽节	屯 水雷屯	既济 水火既济	革 泽火革	丰 雷火丰	明夷 地火明夷	师 地水师
离宫 （火）	离 离为火	旅 火山旅	鼎 火风鼎	未济 火水未济	蒙 山水蒙	涣 风水涣	讼 天水讼	同人 天火同人
艮宫 （土）	艮 艮为山	贲 山火贲	大畜 山天大畜	损 山泽损	睽 火泽睽	履 天泽履	中孚 风泽中孚	渐 风山渐
兑宫 （金）	兑 兑为泽	困 泽水困	萃 泽地萃	咸 泽山咸	蹇 水山蹇	谦 地山谦	小过 雷山小过	归妹 雷泽归妹

通过"八宫说"背诵六十四卦卦象是学习易学的一个基本方法。

比如，以乾宫八卦和坤宫八卦为例：

乾为天，天风姤，天山遁，天地否，风地观，山地剥，火地晋，火天大有；

坤为地，地雷复，地泽临，地天泰，雷天大壮，泽天夬，水天需，水地比等。

牢牢记住八经卦所代表的八类最基本的自然物是掌握六十四卦卦象的基础。

有学者经过考证，认为"八宫说"始于西汉的经学家京房。京房是两汉时期著名的象数易学家，擅长占验，据传他的八宫说的一个重要功能就是为他的占卜服务，我们要注意剔除其中的迷信成分。八宫说可以说塑造了另外一种时空观：六十四卦代表宇宙大时空；每一宫八个卦，从一世卦到五世卦，再到游魂卦和归魂卦，可以代表另外一种具体而微的小时空；每一卦又可以代表一个更小的时空。抛开其中的迷信色彩，通过八宫说来熟记六十四卦的卦象还是可取的。

2. 动态的认知模式

"否极泰来"和"剥极必复"是传统社会的预判模式，这种认知造就了传统中国人的忍耐和顽强。泰卦和否卦就比较典型地反映了中国传统社会一个重要的认知模式：动态的价值判断而非静态的事实判断。

泰（䷊）卦卦象是上卦为坤为地，下卦为乾为天；否（䷋）卦卦象正好相反，是上卦为乾为天，下卦为坤为地。如果做静态的事实判断，否（䷋）卦卦象最符合我们的常识，天在上地在下，天覆地载。但易学以为，原来居上的还在上面，原来居下的还在下面，这是天地之气不相交通的死寂状态。

泰（䷊）卦卦象则表示，原来居上的到了下面，原来居下的到了上面，上下非常通达，所以为"泰"。这种观点置于人体则是气血通畅的正常状态，即平人。也就是说，人的身体越是正常健康，就越是感觉不到阴阳的存在，等到比较明确地感受到阴阳的时候，身体已经处于病态了。

但泰卦表征的并非百分之百的万事大吉，泰卦卦辞是"小往大来"，意思是动态地来看，"阳"为君子而且呈现上升的势头，趋势越来越好。但是太过通达的时候也容易失去节制，所以在泰卦代表的时空下能自觉地约束自己是其内在要求，不然容易埋下隐患还不自知。

也就是说，越是顺利的时候越应该自省，越应该低调，否则容易埋下隐患。就和中医学里说的，心属火，夏天火旺，但夏天易患心病是同样的道理，但心病最危险的时候往往是农历的十月或者十一月，因为这个阶段阴气最重。另外，否卦表征的也并非一无是处的万劫不复，否卦卦辞是"大往小来"，就是指"阴"为小人而且呈上升势头，趋势越来越恶劣。在这样的时空下，韬光养晦，查漏补缺，放平心态，把损失降到最低也算是不错的结果。

总之，易学教人趋吉避凶，若执着于占卜等则难免流于"小道"，只会"看事"而不会"看势"，失去大局观。只有把握了天地人三才之道、自强不息和厚德载物的"大道"，而且能够做到"明时""正位"，才能真正理解为什么《周易》在几千年的传统社会中被称为"群经之首""大道之源"。

二、《易传》

一般认为《易传》成书于战国中后期，是由孔子的弟子和再传弟子根据孔子讲解"易经"的内容和基本精神记录、编纂而成。尽管宋代欧阳修对孔子和《周易》的关系有所怀疑，但大部分学者还是认为《易传》基本上反映了孔子的易学思想，就像《论语》不是孔子亲自创作，但却是了解孔子思想最主要的著作一样。

（一）孔子和《易传》

从孔子的生平来看，他早年接触比较多的首先是"礼经"和"诗经"，成年后开始涉猎《尚书》和《乐》，这个阶段他因为经常伴随鲁国三大家族为首的季氏家族做事、出访，开始初步接触《易》，但并不深入。

三十岁的时候孔子开始开办私学、设帐收徒，在自得其乐的生活中对经典的认识逐渐开始深化和升华。从五十二岁做中都宰一直到五十六岁离任大司寇的四年间，孔子忙于政务，恐怕没有很多时间潜心研究学问，但残酷的现实和看问题的高度足以使孔子对经典里的思想体悟得更加透彻。到了五十六岁开始周游列国的十四年间，孔子才开始真正和学生一起研究、交流《易》。孔子六十九岁（一说七十岁）回到鲁国，在学生的帮助下又开始编订《春秋》。

尽管孔子说自己是"述而不作"，但他终生的勤奋、丰厚的阅历和如椽的巨笔，在整理、传承、编订的这些经典里深深打上了自己的印记，起到了承上启下的枢纽作用，所以谈中国传统文化是不可能脱离孔子的。

孔子周游列国时始终把《易》带在身边，"居则在席，行则在囊"就是说孔子在睡觉的时候把《易》放在枕头边，走路的时候放在随身的袋子里。据说此时的孔子读《易》达到韦编三绝的程度。从《论语》对孔子的勤学好问的描述来看，这应该是历史事实。孔子的睿智和勤奋，使《易》学思想得以升华，也被发扬光大，从而完成了易学史上最重要的一次哲学性转换。

从汉武帝时期开始立"五经博士"，出于对孔子的推崇，《经》和《传》逐渐合并，作为选拔人才的标准，到隋唐时期开始正式科举考试，《周易》被列为经类的首部，有"王者之书"的美誉。

无论是阅读《周易》还是《论语》，我们基本都会获得这样的感受："听天命，尽人事。"先天的东西我们只能坦然接受和面对，但后天却掌握在我们自己手中。先天和后天也是一对阴阳关系。后天的勤奋是我们增长知识、增长才干、增长智慧、完成人生升华的最基本的要件。

这样的观点对目前中医学专业学生的启示是：大学期间勤奋学习中医几年，只会对这个专业有一个基本的了解；勤奋十几年，我们才会有小成；辛勤耕耘三十年，我们一定会有大成；奋斗六十年，才会成就"泰斗"。

我们都知道中医是用来治病的，但是当中医学自身发展出现问题的时候，我们应该怎么给治疗中医学自身的"病"开个正确的"药方"呢？孔子的言传身教已经给出了答案：勤奋、坚持、体悟。或者说，孔子开创的儒家思想所包含的方法论体系具备普适性，这是孔子能担得起"大成至圣先师"之名的一个根本原因。

《易传》就是孔子传承易学的最重要代表之作。

（二）《易传》内容

《易传》包括《彖传》上下两篇、《象传》上下两篇、《文言传》一篇、《系辞传》上下两篇、《说卦传》一篇、《序卦传》一篇和《杂卦传》一篇，共七种十篇，也被称为"十翼"。"翼"就是羽翼，有辅助解释《易》的意思。从《易传》的思想内容来看，既有后世所称的儒家思想，也有道家倾向。如果说儒家是阳、道家为阴的话，那么《易传》本身就是儒阳道阴、思想合流的一个产物，这应以阴阳符号为基础的易文化的理性延伸。当然，把先秦各派分为儒、墨、名、法、道、阴阳各家是两汉时期开始的区别方法，后世又进行了继承和延续甚至某种程度的放大。据《史记》记载，孔子曾经拜访过老子，在听完老子的教导后，当着学生的面称赞老子"其犹龙也"。这说明孔子对老子的思想有着相当的认同，不然孔子也不会说"朝闻道，夕死可矣"和"志于道"。

尽管各派的研究方法和学术路径会有不同，但就像《易传·系辞》中所说的"一致而百虑，同归而殊途"。就目前的中、西医学的关系而言，虽然目的都是治病救人，但应和而不同"，没必要非得一方向另一方趋同不可。只有这样，才是"百花齐放，百家争鸣"的和谐状态。

对于《易传》七种十篇，下面分而论之。

1.《彖传》

《彖传》分为上、下两篇，每卦一小节，共计六十四小节。《易传·系辞上》说："彖者，言乎象者也。"彖，是断的意思，也就是说《彖传》是按照卦象的组合来阐述这个卦，分别解释六十四卦卦名、卦辞和卦义，但基本没涉及爻辞。《彖传》解释卦的方式是：从训诂、卦象的角度解释卦名的意义；从八经卦的角度解释卦象的意义；从卦象、爻象、义理的角度解释卦辞的意义等等。

以"泰卦"彖辞为例：

泰，小往大来，吉亨。则是天地交而万物通也，上下交而其志同也，内阳而外阴，内健而外顺，内君子而外小人。君子道长，小人道消也。

也就是说，泰卦这种时空下基本上是比较好的环境，但这里的"好"并非百分之百的万事大吉，而是指趋势越来越好。在这种时空下，天气下降，地气上升非常通达。治理国家中则是君臣上下一心一意、同心同德。此时的君子，外表温文尔雅，内心饱和坚定。

2.《象传》

《象传》也随着经文分为上下两篇，共 450 个小节。其中解释卦象的称为"大象"，大象辞共计 66 条，除了六十四卦每一卦一条大象辞以外，还包括乾卦和坤卦的"用九"和"用六"。解释爻象的称为"小象"，六十四卦里每卦六个爻都有小象辞，共计 384 条。大象和小象共计 450 条。

"大象辞"都含有两层含义，第一层含义用每一卦的上下卦所象征的事物来解释卦象。如乾卦，上下卦都是乾，乾为天，天的性质是刚健，所以乾卦大象辞是"天行健"。第二层含义是"以天道来推知人事"，指出这一卦的现实意义。如乾卦"君子以自强不息"是从自然的卦象中得到启示来指导人事，指君子要效法乾卦之象，始终自我奋发图强。解释爻象的称为"小象"。小象主要是通过爻的性质、爻位以及各爻之间关系来分析爻所表征的吉凶利弊。如乾卦九二爻小象辞："见龙在田，德施普也。"因初、二两爻代表"地道"，九二爻已到地面，表明圣人已在世上出现，广施道德，泽被苍生，无有遗漏等。

3.《文言传》

《文言传》的"文"通"纹理"的"纹"，有修饰的含义，是对乾、坤两卦的卦辞和爻辞更进一步的解释。其中解释乾卦的称为《乾文言》，解释坤卦的称为《坤文言》。《文言传》以孔子问答的形式，发挥这两卦卦辞、爻辞的微言大义，讲解其蕴含的关于天地之德、阴阳之理、君臣之义、为人处世、修齐治平、修心养性等方面的道理。清代张英《易经衷论》曾经这样评价《文言传》："盖圣人举乾坤两卦，示人以读《易》之法，应如何扩充体会耳。"

首先，以《乾文言》中阐释九五爻为例：夫大人者，与天地合其德，与日月合其明，与四时合其序，与鬼神合其吉凶。先天而天弗违，后天而奉天时。这是对"大人"的格局、境界和胸怀的阐述，同时包含了"本天道立人道""人道法天道"的内在逻辑。

这种思想是成就中医学"上工"的必然要求，否则只能在"中工"甚至"下工"的层次徘徊。因为中医学的经典只是点明了中医从业者可分为"上工""中工"和"下工"，但如何从"下工"升华为"上工"，中医学经典并未明示，儒家思想则提供了具有普适性的方法论体系。

再如《坤文言》云："积善之家必有余庆，积不善之家必有余殃。臣弑其君，子弑其父，非一朝一夕之故，其所由来者渐矣。由辩之不早辩也。"这种思想在马克思主义哲学里就是质量互变规律：量变是质变的必要准备，质变是量变的必然结果。对于注重"防患于未然"的易学和中医学来说，防微杜渐必然是极重要的一环。我们都知道《周易》有"预测功能"，但是通过算卦推知吉凶最终还是流于"小道"，《坤文言》里的这句话也可以视为"预测"，这才是我们学习易学真正应该掌握的人生大道。

4.《系辞传》

"系"，是"系属"的意思，就是系在《易》的后面进行阐释。《系辞传》分为上下两篇，通论《易》的大义、原理、功用、起源，并保留了迄今为止我们所能见到的最早的筮法，也就是"大衍筮法"。并选释了十九条爻辞，从对爻辞的解释中我们可以进一步看到孔子对《易》思想的升华。

一般来说，《系辞传》分为上下两篇，上篇十二章，下篇九章。朱熹的《周易本义》把上下两篇各分为十二章也是一说。《系辞传》两篇反映了先秦时期我国哲学思想发展的状况，是研究中国哲学和易学史的必读篇目。它主要发掘、申说经文要领，诠释卦爻辞的基本义理。文中对《易》做了全面的辨析与阐发，既抒发《易》理的精微，又展示读《易》的要例。它揭示了《易》的奥秘，发掘了《易》的思想内涵，使一部卜筮之书升华为一部伟大的哲学著作。中国哲学的很多命题就来自于《系辞传》，下面列举几例。

（1）一阴一阳之谓道。

（2）仁者见之谓之仁，知者见之谓之知。

（3）是故易有太极，是生两仪，两仪生四象，四象生八卦，八卦定吉凶，吉凶生大业。

（4）书不尽言，言不尽意。

（5）形而上者谓之道，形而下者谓之器。

（6）天地之大德曰生，圣人之大宝曰位，何以守位曰仁，何以聚人曰财，理财正辞、禁民为非曰义。

（7）天下同归而殊途，一致而百虑。

（8）善不积不足以成名，恶不积不足以灭身。

（9）君子安而不忘危，存而不忘亡，治而不忘乱。

（10）德薄而位尊，知小而谋大，力小而任重，鲜不及矣。

这些命题涉及中国哲学乃至整个中国传统文化中一些治国、修身的基本要义，初学者宜仔细研究。

5.《说卦传》

《说卦传》比较系统又简明扼要地对八经卦的形成和性质、卦象和卦义进行了阐释，同时介绍了先天八卦向后天八卦的转换。这种解释一般被看作春秋以来占卜中取象或者取义说的总结。

如《说卦传》第一小节："昔者圣人之作易也，幽赞于神明而生蓍，参天两地而倚数，观变于阴阳而立卦，发挥于刚柔而生爻，和顺于道德而理于义，穷理尽性以至于命。"

大体意思是，古代圣人制作《易》，用揲蓍生数的方式展现神明之意，用奇偶之数表征天地阴阳，用阴阳爻组成的卦代表一个时空，而阴阳爻无非就是天地、刚柔、雄雌等世间一切相对待之物，然后以"道"为核心使万物各得其宜。由此，万事万物之理、之性乃至于命得以朗显。

《说卦传》的部分内容见表1-5。

表1-5　《说卦传》的部分内容

乾☰	坤☷	震☳	巽☴	坎☵	离☲	艮☶	兑☱
天	地	雷	风	水	火	山	泽
西北	西南	东	东南	北	南	东北	西
首	腹	足	股	耳	目	手	口
父	母	长子	长女	中男	中女	少男	少女
马	牛	龙	鸡	豕	雉	狗	羊
健	顺	动	入	陷	丽	止	说

总体来说，《说卦传》首先说明圣人制卦的原因和原理，接着阐述八卦的两种方位，然后集中说明八卦取象及相互的关联，强调八种基本物象及象征意义，并广引众多象例。其中八卦的性质以及八卦所代表的基本事物是分析《周易》卦象与筮占应用的基础。对于八卦象征事物的阐述，其主要的原则和方法是类比。

6.《序卦传》

《序卦传》分析《周易》六十四卦的排列次序，揭示各卦之间的相承相因关系，揭示事物相因、相反的两种发展规律。当然这里是说的通行本卦序，1973 年长沙马王堆出土的帛本《易》六十四卦的排列顺序与通行本不同。

唐代经学家孔颖达曾经把六十四卦的排列顺序的特点总结为"二二相偶，非覆即变"，即六十四卦分为三十二对，每一对的关系要么是变卦，如乾坤两卦，把乾卦六个阳爻的性质全变，就得到后面的坤卦，这是"变"；要么是覆卦，"覆"是指把前面的卦象完全颠倒过来就得到下面一卦。

《序卦传》里值得注意的是这样一个句式："物不可以终……"就是每一卦代表一种时空，无论这个卦反映的情况如何，这种情况不会一直持续下去，一定会被另外一种情况所取代。这说明每一卦所代表的一个时空都不是永恒的，通权达变、随时变易是易学里突出的人生智慧，如《序卦传》说："震者动也，物不可以终动，止之，故受之以艮。艮者止也，物不可以终止，故受之以渐。"

总之，《序卦传》表征六十四卦代表的宇宙大时空是循环的、开放的一个大系统，类似于马克思主义哲学的"波浪式前进"和"螺旋式上升"。

7.《杂卦传》

《杂卦传》取名于"杂"，晋代韩康伯的解释是"杂糅众卦，错综其义，或以同相类，或以异相明也"。在《杂卦传》中，《序卦传》所揭示的卦序被打乱，《易》六十四卦重新编为三十二对，风格和特质相反或者相近的卦两两对举，基本用一个字或一个词或简单一句话概括各卦卦义，旨在阐发事物发展对立统一、相辅相成的变化规律。比如"乾刚坤柔，比乐师忧。临观之义，或与或求"的大体意思是，乾卦刚健而坤卦柔顺，亲比有欢乐，兴师动众则有忧患。亲临百姓体察民情会得到赞誉，百姓有所求则竭尽全力等等。

总之，《易传》对《易》进行了全面的提升，彻底完成了从"天命神学"到"天人之学"的转变，开启了易学的新时代。

第二节　易学思想的主要内容

"道"是整个中国传统文化的核心，"文以载道，文以明道""六经皆器"充分说明了这一点。也就是说所有的经典都是工具，最终都是承载道、阐述道的。"道"是老庄道家思想的核心。对于"道"，孔子儒家则是"朝闻道，夕死可矣"和"志于道"，也表现出对"道"的认同和推崇。《易传·系辞》说"一阴一阳之谓道"，意思是易学中的阴阳是最切近道的，阴阳之理，最终无非是对"道"的阐释和展现。

《黄帝内经》首篇中，岐伯对黄帝说的第一句话就是"其知道者，法于阴阳，和于术数"，然后才能"度百岁乃去"等等。把"知道"放在首篇首句，突出的是"道"在整个中医学里的地位。唐代韩愈把教师的任务概括为"传道、授业、解惑"同样表达了这个意思，但在当前现实中，往往只注重"授业"和"解惑"，而忽视了置于首位、最重要的问题——"传道"。

一、"道"是传统文化的核心和前提

有学者直接把"道"解释为道德，这是不全面的。"道"不仅仅指道德，与现实世界相对应的解释应该是指"三观"，也就是世界观、人生观和价值观。马克思主义理论有一个经典命题，"有什么样的世界观就有什么样的方法论"，一个人的人生观和价值观也决定了他一生的作为。了解了"道"，对于自觉掌握中医学的方法论体系同样有着至关重要的意义。

（一）老子之"道"

我们借助老子在《道德经》中的一个哲学命题对什么是"道"做一下阐释。

老子在《道德经·第四十二章》中说：

"道生一，一生二，二生三，三生万物。万物负阴而抱阳，冲气以为和。"

老子的这个命题展示了具体的万事万物，当然包括中医学所说的"病""从无到有"的生成过程。这个命题既包含世界观，又包含方法论。

这里的"道"被假定为宇宙本原，或者称宇宙第一存在物。从"道"到"一"，从"一"到"二"，从"二"到"三"，从"三"到"万物"，是一个"从无到有"的生成过程。其中"道"是"无"，"一、二、三"是"无形之有"，包括病灶在内的万事万物是"有形之有"。

道（无）——阴阳（无形之有）——万物（有形之有）。

这个过程老子称之为"天下万物生于有，有生于无"（《道德经·第四十章》），这个"无中生有"的宇宙生成图式就是在中国传统社会里占据重要地位的世界观，中医学也认为人体的疾病不是从来就有的，疾病的发生经历了一个从无到有的生成过程。在实体性的病灶出现以前就把它解决，就是"治未病"。

（二）《易纬》之"道"

两汉时期出现的《易纬》也有过类似的表达。其中的《乾凿度》篇有如下论述："夫有形者生于无形，则乾坤安从而生？故有太易、有太初、有太始、有太素。太易者，未见气也。太初者，气之始也。太始者，形之始也。太素者，质之始也。"这里的"太易"可视为"道"的阶段，"太初"可视为"一"的阶段，"太始"可视为"二"的阶段，"太素"可视为"三"的阶段。《素问》的"素"或者与"太素"有关。有形可见的、具体的万事万物并未包含在内。

（三）中医之"道"

"知道"是研究中医学的门槛，其最高理想是"治未病"。中医学里的"治未病"包含两个层次。

最高层次就是指向"道"，如果能够教导人们时时刻刻循道而行，正常的阴阳消长流变就不会紊乱，阴阳之气畅达，人体疾病则无从产生。显然，这里的医者是隐形的，也是超越名利的，世俗的眼光很难看到这样的医生到底做了什么。

第二个层次是针对"一、二、三"，"一、二、三"就是"阴阳"，是"无形之有"。"一"是元气，是未开化的阴阳，"二"是静态意义上的阴阳，"三"是动态意义上的阴阳，也就是说，"三"指的是阴、阳、阴阳和合，或者说是天、地、天地之气交通。如果阴阳之气被调整得非常顺畅，不再紊乱，实体性的病灶则无从产生，这是扁鹊的二哥所达到的高度。

等到实体性的病灶生成、需要各种外在工具解决的时候，这时众人看到的是经过医生的一番忙碌，病人起死回生，这是何等高超的医术！但在先贤看来，最后一种情况就是《黄帝内经》中所说的"渴而穿井，斗而铸锥"（《素问·四气调神大论》），意思是等到口渴了才想起挖井取水，等到打仗时才开始打造兵器，其实已经错过了最佳时机。扁鹊是否是兄弟三人我们不得而知，但这种情况的确表达出了治病的三个层次、三种境界。

那么怎样才能做到时时刻刻循道而行呢？反复阅读以《易》为首的经典即可"明道""知道"，只有"明道""知道"才可能循道而行。只有循道而行，阴阳才不会紊乱；只有阴阳不紊乱，才不会出现我们所说的"病"。由此可见，以《周易》为代表的古代经典与中医学的思想的确是一脉相承，"秀才学医，笼中捉鸡"具有极大的说服力。这里已经包含了学习中医学的方法。

（四）"道"的存在状态

作为第一存在物，"道"应该能够生发所有的万事万物，应该包含所有的可能性，这显然不同于我们日常所见的具体存在物。因为具体存在物都有一定的规定性，都有程度不同的局限性，都不是百分之百的圆满自足。一个具体存在物一旦具备了某种规定性，往往就意味着排斥了其他所有的规定性。惟其如此，这种事物才能与其他事物区别开来，事物才能各自发挥不同的作用。

但是，任何有具体规定性的具体存在物都是有局限性的，本身有局限性的具体存在物显然不能作为无限大宇宙的本原而存在。换言之，宇宙的"第一存在物"不可能是具体存在物。因为本身有规定性因而有局限性的具体存在物，不可能包含所有的可能性并进而生发所有的万事万物。所以"宇宙第一存在物"只能是一个没有任何局限性，因而没有任何规定性、难以言喻、难以表达的存在。所以老子才会说"道可道，非常道。名可名，非常名"。但是为了表达它、说明它，又不得不给它一个名称。

对于宇宙本原，老子给了一个称呼："字之曰道，强为之名曰大。"（《道德经·第二十五章》）也就是把宇宙本原的名字定为"大"仅是勉强为之。因为任何一种名称或者规定，都会对体悟、理解这个"第一存在物"形成妨碍，但又不得不给它一个称呼——"大"。显然，这里的"大"并非一个静止的概念，而是一个动态的、向外无限拓展的过程。从现在逻辑学"概念"的内涵和外延来分析，一个概念内涵越丰富，外延就越狭窄，反之亦然。如"马""白马""一匹白马""某的一匹白马"，这几个词的内涵越来越丰富，但外延却是越来越狭窄。

"大"这个概念的外延极其广大，无处不在，内涵却极其稀薄，几近于零，所以才难以言喻。老子显然意识到这很容易让人理解为常识意义上的"没有"，所以才会进一步说这个第一存在物"其中有象""其中有物""其中有精""其精甚真""其中有信"（《道德经·第二十一章》）等等。但这个"道"又不是指向实体，换句话说，不能把宇宙本原想象成一个具体存在物。郭齐勇先生曾说："中国哲学的基元范畴五行、阴阳、气、道，和儒、释、道家的形而上学，不是西方前现代哲学的实体主义的，而是非实体主义的。"

依古人惯例，为表示对他人的尊重，一般不能直呼其名，往往要称呼对方的"字"。所以两千多年来，对于老子通过终极归纳得到的宇宙本原，我们称呼的是她的字——"道"，而不是称呼她的名——"大"。"道"被称为"无"，并非指常识意义上的"没有"，而是指"没有任何规定性"。

（五）从"道"到"一、二、三"

"道生一"就是"从无入有"。"一"可理解为"元气"，是无形无象的"有"，或如《易纬·乾凿度》中所言的"太初者气之始也"的阶段。如果说表征"元气"的"一"是无形无象的，那么"道"则是连"无形无象"都不足以表达的。因为"无形无象"是可以用语言表达的一个最大的"象"，正面的语言已经没有办法表达，这里只能采用否定性的方式。即便如此，也会对"道"的直觉体验形成限制。就像佛家所说的"第一义不可说""说出来就不是第一义"。既然超越了所有的形象，甚至"无形无象"都不足以表达，那么"形而上者之谓道"就是必然的。

"一生二"是指"元气"开始分化为阴阳，"轻清之气上升为天，重浊之气下降为地"。对于现实的人而言，"天"是最大的"阳"，"地"是最大的"阴"。由此，"有理而未形"的"道"得以最基本的展现。或者说，世间的至理无非就是阴阳之理，但阴阳之理最终还是体现了"道"。

"二"所表征是静态意义上的阴阳，要真正产生万事万物，阴阳之气必须发动起来，这就是"二生三"。"三"指的是"有阴、有阳、阴阳和合""有天、有地、天地之气交通"。所以"三"是动态意义上的阴阳之理。惟其如此，万事万物才逐渐产生——"三生万物"。

由此可见，"道"是"无"；"一""二""三"是"无形之有"，是"阴阳"；万物是"有形之有"。"无形之有"或者说阴阳，就是《易传·系辞》里所说的"几"的状态——"知几其神乎！"中医学则是在"道"的统摄下了解病的生成过程并能够"灭敌于无形"，这才是真正的"神医""上工"。所以，知"道"以后再观察人体的病灶，看到的就是"一栋大楼中某一块砖的位置和作用"，而不是"一块砖在一大堆杂乱无章的建筑材料中"。这是上工与下工的区别。

二、《易传》的太极、一、二、四、八

老子的"道"采取了一、二、三、万物的生成论表达方式。《易传》则采取了太极、一、二、四、八的倍加式的方式，二者着力点有明显的不同。

作为最早也是最权威的解读《易》之作，《易传·系辞》篇说：

"是故易有太极，是生两仪，两仪生四象，四象生八卦，八卦定吉凶，吉凶生大业。"

这种表达与《道德经》中"道生一，一生二，二生三，三生万物"的表述方式有什么区别和联系呢？

它们的区别在于：《道德经》是纯粹从哲学理论的层面阐述的宇宙生成图示，即宇宙论，或者叫世界观；《系辞》则是从作为工具的"卦"的生成角度而言的。《道德经》讲的是一、二、三、万物的衍生过程，《系辞》则是一、二、四、八的倍加法。二者的共同之处在于，它们都是一个"从无到有"的过程。

《易传·系辞》这种一、二、四、八倍加式的理论前提是"一分为二"，就是"主客二元化"，这种理论前提是西方文化的主流，中国古代的主流理论前提则是"天人合一"。"一分为二""主客二元化"是西方文化中占主导地位的一种观念，在这种理念指导下人们总是倾向于对外在工具的研发和重视。《易》把卦和爻当作阐释世界的一种工具，所以不可避免地使用了这种方式，阴爻和阳爻、八卦和六十四卦就是在这样理念下诞生的一种工具。但这种工具又不同于我们日常生活甚至战争中所使用的各种具体工具，它是用来解释包括人体在内的万事万物，甚至是古人试图用来解释无限宇宙的一种工具。

站在哲学的角度而言，工具或工具理性是以追求效率为最终目标的，但历史事实是，古代中国固然看到工具的有效性，却又始终把价值或价值理性放在首要位置。就如孔子一方面说"工欲善其事，必先利其器"（《论语·卫灵公》），另一方面又说"君子不器"（《论语·为政》）。中医学也是如此，一方面治病救人需要工具，但另一方面工具又永远从属于人，从而避免了"异化"倾向。

春秋战国时期是我国文化史上的重要时期。这个时期出现的老庄道家把技术视为"奇技淫巧"，明显有贬斥的意味。这可能与当时连年征战有关，因为武器越先进，对人类自身的戕害也就越大。孔子的"君子不器"和孟子的"劳心者治人，劳力者治于人"（《孟子·滕文公上》）也表现出类似的价值倾向。两汉是传统文化格局的重新定型期，此时儒道思想成为文化骨干，儒道两家的这种观点对后世的影响，包括对中医学的影响是巨大的。它既是对过去文化特点的总结，也对后世起到了重要的开示作用。

《易传》虽然没有讲到"三"，但从一卦六爻或三爻代表的天地人三才之道来看，

已经把阴阳之气动态的消长流变表达得淋漓尽致。它一方面昭示了人"得其秀而最灵"，是天地、阴阳之气凝结而成的精华所在；另一方面已经暗含了"持守中道就是做人的本分"的思想。作为一个现实的人，持守中道外可以趋利避害，内可以调血养气。就像现代人所说，养生的根本在于调控好自己的情绪，不走极端。

由此可知，中国古代的宇宙观就是"无中生有"的宇宙生成论和"道本器末"的宇宙本体论。

万事万物生成以后的存在状态是"负阴而抱阳，冲气以为和"，即都是阴阳和合体，因为"孤阴不生，独阳不长"。阴阳之气正常的此消彼长、动态平衡是事物存在的健康状态，阴阳失衡则是畸形的状态。长期的阴阳失衡最终一定会导致实体性的病变。所以，实体意义上的病，如口舌生疮等等仅仅是"末"、是结果，无形的阴阳乃至"道"才是"本"、是源头。既然"治病必求于本"（《素问·阴阳应象大论》），那么从有形的实体病灶而回推至无形的阴阳之理的逆向思维模式，就是中医诊治的必然思路。

总之，易学六十四卦共三百八十四个爻，一百九十二个阳爻，一百九十二个阴爻，这种表达为后世奠定了阴阳平衡的文脉系统。尽管每个卦阴阳爻的数量和位置不一定均衡，但整个六十四卦表征的却是阴阳平衡的状态，所以世间才能够生生不息。《周易》被称为"王者之书"，是因为治理国家也必须要追求动态的阴阳平衡，只不过这个阴阳包含君臣（民）之间、物质和精神生活之间、发展和安全之间、国内和国外之间等的对立统一关系。这是"上医治国""下医治病"的理论渊源所在。

第三节　易学思想对中医学的影响

作为中国传统文化的"源头活水"，《易》确立了阴阳平衡和"治未病"的文脉系统，这是《易》被称为"源"的根基所在。无论治国还是治病，后世的中国始终传承和遵循着这个特质。"流"则是对"源"的特质的继承和发扬光大，但又不会局限于"源"本身。

关于"易"和"医"的关系，很早就有"医易同源"的说法。"同源"，应该是指"易"和"医"都是从"巫文化"脱胎而来。"医"有一种写法为"毉"可以印证这个说法。

一、"王""巫"和"医"的源头

《论语·子路》中曾经引用当时的一句俗语："南人有言曰：人而无恒，不可以作巫医。善夫！"意思是没有恒心和定力的人，不适合从事"巫"和"医"这两个职业。当然，远古时期的"巫"和"医"有时候很难截然分开，有的"巫"同时也承担着"医"的角色。"巫"是原始部落的精神导师，或者本身就是部落首领。

人类社会形成后，与动物界的重大区别就是：除了物质层面的需求，人类一定会建立起自己的精神家园，即表达自身对这个世界的认识和反映的文化系统，当然也会包含着对自身的认知。这种文化系统是不同民族相互区别的根本标志。在原始社会相当长的时期内，巫师就是"国师"，他们在文化的塑造和传承上起到了无可替代的作用，其中也必然会涉及精神层面的信仰问题。巫师就是作为当时的"文化核心"角色而存在的。

根据汉代经学家董仲舒"王道通三"的说法，"王"是三横一竖，三横从上到下分别代表天、人、地，即人处于天地之间。这一点与《易》里三画的经卦是一致的。"王"中间的一竖，是指能够通天、通地、通人的"王"才是真正的"王"。"巫"中间的"人"，也是指能够通天、通地的人才能够成为"巫"。

人人都有机会直接参悟天地自然之道，就像西方国家的教堂里，每个人都可以直接面对上帝，但在古代中国情况却不是这样。

以荀子为代表的先贤通过长期考察发现了这样一个事实：人的力气不如牛大，也跑不过老虎等猛兽，但人与人结合成一个有机的整体后就足以应对各种威胁，也才能够走得更长远。一个有机的整体和一个健康的人体是一样的，这是"天人合一"理念的表现。

每个人的先、后天状况不同，在社会中扮演的角色就各不相同，有的人适合扮演大脑的角色，有的人适合扮演手和脚的角色，还有的人适合扮演心灵的角色等等。这样的划分最初是因为人们各自的能力和在社会上的功用不同，是自然选择，但后来在现实中却逐渐被异化为等级观念。

整日辛勤劳作的普通成员固然不可或缺，但是其中的大部分人的眼界、格局和知识决定了他们很难做到全局谋划、长远谋划。于是就由王和巫分别承担了大脑和心灵的角色。这种现象就是"绝地天通"，也就是信仰垄断，即普通人因为个人能力的局限，信仰的问题要通过"王"或者"巫"来实现。

"王"的职责主要是完成现实权利的操作和分配，以使社会有序运转；"巫"的职责主要是文化建构和信仰巩固，以凝聚人心。有时二者又交织在一起。当王公贵族和普通百姓身体出现了问题，甚至出现大范围瘟疫的时候，就需要有聪明睿智之人站出来研究并解决这个问题。显然，"日出而作，日落而息"的普通百姓也很难担当起这个重任，只有"仰观天文，俯察地理，中通人事"的"王"或者"巫"才有可能承担并胜任这个职责。从已有资料考察，"王""巫"可能都扮演过"医生"这个角色，但历史筛选的结果最后应该主要是由"巫"来承担的，这大概是医生这个职业的滥觞。

《周易》被学界称为"王者之书"，是传统社会治国安邦的宝典，其"防患于未然"的理念与中医学追求的目标并无不同。只不过中医学指向的是人体将要出现的疾病，《周易》指向的是社会和人生中将要出现的不和谐而已，其理论前提是"天人合一""天地一体""天人同构""天人相应"是确然无疑的。

但这样有着信仰垄断、等级和精英特点的文化对"王""巫""医"的"德和才"的要求就有着异乎寻常的意义。

从历史上来看，最初的"王""巫"和"医"是自然选择的结果，但随着生产力的发展和剩余财富的增多，不同的职位、职业意味着生活状态的差别，私心、私利的出现是不可避免的。如果说最初的"禅让制"还是任人唯贤，那么后来夏朝开始的家天下、世袭制则打破了这种传统。在历史上每个朝代里，"王"是世袭的，其实"巫"和"医"也存在大量的家传现象，这与传统社会注重言传身教有直接的关系，因为遗传在文化传承中扮演着极重要的角色。

自然选择的"王""巫""医"当然胜任自己的职责，但时代反复更替后也不一定能够一如既往。在世袭和家传的传承条件下，后来者不一定能够恰当地担负起这个责任，这就需要对相关人员的选择确立一定的标准，虽然标准五花八门，但"恒心和定力"是必须的，尤其是对于那些主要依靠"心观"而不是"眼观"、常识意义上比较难理解的职业，《易传·系辞》将这种现象称为"百姓日用而不知"。就这个特征而言，"巫"和"医"则是最突出的两个职业。

俗话说"嗜欲深而天机浅"，"巫"和"医"都需要深刻体会"只可意会不可言传"的奥妙，都需要解决问题于无形却又无意彰显自己，都需要不计名利得失地完成自己的使命。这个过程中，"恒心和定力"就是必备要件，正如老子在《道德经》所说，"玄之又玄，众妙之门"。

二、易医同流的第一个节点

在古代中国，易文化的流变与中医学的发展变化也始终交织在一起，互相影响，互相促进。在古代中国文化漫长的历史进程中，出现过两个"十字路口"，或者说传统文化面临过两次"文化下移"，对易文化和中医学有着重要的影响。

第一次"十字路口"是春秋战国"百家争鸣"时期，此时的传统文化经过激烈碰撞，有多种发展可能。

《易》是中国传统文化的"源头活水"，其对世界的解释方式是以阴阳为基础的，中医学对人体和疾病的解释同样是以阴阳为基础的，二者都是以"治未病"为最高目标。这种高度抽象的认知模式在发生之初就具有"精英文化"的特征，因为古代社会无法接受教育，甚至连字都不认识的普通百姓是很难掌握和体悟其中深层次的含义的，即使是接受教育的贵族子弟也未必都能做到这一点。

随着西周末年"礼崩乐坏"，春秋时期出现了"文化下移"，其标志性事件有两个，一是孔子能够开办"私学"，二是《易传》的出现使易文化从抽象符号走向文字表达。春秋战国时期"百家争鸣"，预示着当时中国的政治和文化都面临着一个"十字路口"，同时进行着一次大规模的文化反思和文化筛选。

历史发展的结果是秦统一六国，这标志着这次文化筛选的初步完成。秦能够实现统一取得胜利，其原因固然是多方面的。

如果单纯从文化角度而言，秦国以法家思想作为意识形态，同时又依赖墨家和后期墨家的技术结束了乱局。墨家的技术水平从《墨子·公输般》里墨子战胜公输般（一说鲁班），以及大家熟悉的"小孔成像原理"可见一斑。后来秦国为了统一思想，更是采取了极端的"焚书坑儒"的措施。

推崇法家意味着尊重规则，重视墨家意味着重视技术，这样的社会特征类似于"文艺复兴"以后的西欧，即对法律和技术大力推崇。古代中国的医学如果能处于这种文化土壤中三十年甚至六十年或者更长时间，那么由此形成的中医学基本特征可能与现代西医学相类似。

但短短十五年的秦王朝并未使这种文化特点形成时间足够长的大气候，或者说中医学在本土完成"科技化"的发展倾向尚未成形时便戛然而止。这说明这次文化筛选并未最终完成，或者说早期中医学里包含的类似于西医学解剖的等等内容并没有得到一个很好的发展机会。

西汉王朝建立后一直到汉武帝的六十多年里，黄老道家在思想界基本占据主导地位，统治者注重"休养生息"。"老"是指老子，道家学派创始人，强调"无为"和"因任自然"。"黄"是指黄帝，对于"黄帝"的作为，《易传·系辞下》曾说"黄帝、尧、舜垂衣裳而天下治"，古代只有上层人士才会穿肥大的衣服，"垂衣裳"指的是手脚没有任何动作，引申为不强调外在的干预。所以《黄帝内经》冠以"黄帝"之名的意义不仅仅在于借助其名，更在于突出中医学的治病理念：不注重外在强加干预。

汉武帝继位后，经过几十年休养生息的汉王朝国力日益强大，一种积极的思潮随之出现。在董仲舒的建议下，汉武帝采取"罢黜百家，独尊儒术"作为自己的指导思想。这在中国历史上是又一次具有里程碑意义的文化筛选。作为中华民族主体的汉人、汉族、汉语的名称由此开始。

儒道两家相比较而言，儒家为阳、道家为阴，儒家为刚、道家为柔，儒家为动、道家为静。先道后儒的两汉建立以后，道家并未从此退出历史舞台，而是仍然以一种隐性的方式起着作用，调整着人的身心。这一点从汉朝末年的魏晋时期新道家，即魏晋玄学、唐代儒释道三家并行于世、宋明理学的"理"可得到印证。关于宋明理学之"理"，明代学者王廷相在他的著作《雅述》中就指出，宋明理学之"理"乃"老庄之余绪耳"。

由此，经过春秋战国时期几百年不同学术流派的反复碰撞，到汉王朝时期阴阳共存、阴阳互补的文化格局重新形成，即道阴而儒阳，以一种新的形式完成了继承和创新，只不过原来抽象的阴阳符号被儒道两家以文字表达思想的形式取代了而已。

如果说"意以象尽，象以言著"，那么，这种变化的结果实际上离"道"却又是越来越远了，就像我们现在所说的"我们已经走得太远，以至于忘记了为什么而出发"。但从广大百姓的角度而言，这的确是"文化下移"的一种体现，毕竟文字比起抽象的阴阳符号来说更容易让人明白其含义。

此时的《易》退守为"五经"之一，这有"不见而愈显"之意。就像阴阳的概念在传统贯穿经典却又始终隐性存在是一个道理。其实，《论语》和《黄帝内经》采用对话体的方式，一问一答就是阴阳。每一次提问都相当于预设了一个时空，在不同的时空下会有不同的情状。这是"医者意也"的根源，也是《周易》中"时的哲学"的体现。这对于主张建立"金标准"的西医学显然是不可能的。

古代的"巫医"经过两汉几百年的改造已经彻底蜕变为后来我们所谓的中医，并与以儒阳道阴为主干的中国哲学紧密结合在一起，《黄帝内经》《伤寒论》等中医经典就是在这样的文化土壤中发展为完整、成熟的体系。作为中国哲学和中医学基础的"阴阳"，显然不是一对科学概念，而是一对哲学概念。所以，中医学并非"经验医学"，其背后有庞大的理论支撑。

汉代以后，原始中医学里类似现代"科技化"的成分在历史文化的筛选中被逐渐过滤或者淡化了。汉末盛行的魏晋玄学的"贵无贱有""以无为本"的学术思潮对中医学的哲学化而非科技化更是起到至关重要的作用。至此，以深厚的中国哲学理论体系作为支撑，中医学远不是所谓的"经验积累"，而是经历了"感性具体"上升至"理性"进而落脚为"理性具体"，其世界观和方法论与以《易》为代表的中国哲学毫无二致。

三、易医同流的第二个节点

中国文化的第二个"十字路口"是"五四运动"时期，其"文化下移"的标志性事件是"白话文运动"和"德先生""赛先生"的引入。这个阶段的文化碰撞和文化筛选对后世中国文化的特点同样有着巨大的影响，其中最大的成果就是中国化马克思主义被确立为指导思想，这是以古今、中西为标志的新的阴阳平衡的建立。

自西汉开始，以儒道为主干的中国传统文化格局得以定型，大体呈现出一种新的阴阳平衡的状态。汉末魏晋时期新道家的兴起，可以说是对两汉时期被政治需要推崇到无以复加位置的儒家的一种纠偏。后来隋唐时期开始的正式的科举考试制度，虽然以儒家经典作为最主要的考试内容，但其学术思想却是儒、释、道三家并行不悖，这既是对两汉思想的"纠偏"，也是对魏晋玄学思潮风行一时的"纠偏"。

佛学的掺入在一定程度上增强了整个中国传统文化阴柔的一面，但科举考试主要是针对儒家经典，所以传统文化整体上并未出现"阴盛阳衰"的现象。宋明理学则是以儒家思想为本位，与道家、佛家思想熔铸而成的新体系，同样是阴阳平衡特质的时代学术体现。理学体系的建构对"金元四大家"的出现影响深远。

明清之际是中国传统社会的"烂熟"时期，随着传统文化和社会制度等的成熟，各种矛盾也暴露得相当充分。当自我调整机能每况愈下的时候，就需要借助"外力"解决问题，此时出现了一大批"抬眼看世界的人"。

易学本身一方面表现为对汉代易学的研究整理，另外一方面又表现为"科学易"的兴起，甚至包括现在运用量子纠缠理论来研究易学。在中医学界，也出现了"中医存废之争""中医西医化""中医科技化"等等。当然，为了解决问题，在动荡时期强调矫枉过正是必然的，否则已经板结的土壤很难彻底松动。但若在重新稳定以后延续矫枉过正的路子，就会走向另外一个极端。

尽管中医学乃至整个传统文化以追求阴阳平衡为最终目的，但东西方文化比较来看，西方文化和西医学阳刚的性质更为突出，掺杂了佛学的中国传统文化和中医学的阴柔特征则非常明显，中、西医学乃至东西方文化的正常存在状态应该是和而不同，是互补的，这是更大范围的阴阳平衡。所以西医越发展，中医应该越繁荣，关键是把握其特色，即独有的世界观和方法论模式。

即便当今有科技因素的渗透，中医药学的标准也不可能等同于西医学的标准。诚如李泽厚先生在《中国古代思想史论》中评价中国文化的变迁时所言："由于对结构中某因素的偏重，便可以形成一些新的观念体系或派生结构。但最终又被这个母结构所吸收，或作为母结构的补充而存在发展。"古往今来，外来文化在中国传统社会中的境况概莫能外。从目前来看，科技中医派在将来的中医学里会有一席之地，就像古代的"滋阴派"或者"补阳派"一样，但完全使中医科技化又是不可能的，以"道"为核心的新的医学平衡体系会被重新建立起来。

就目前的医学体系来看，中西医并重是阴阳平衡的表现。就整个国家来看，既重视物质生活又重视精神生活、既重视发展又重视稳定、既重视城市又重视乡村振兴、既重视国际循环又重视国内循环等举措都是阴阳平衡的具体表现。在复杂国际形势下，"重视国内国际双循环、以国内循环为主"则与中医学的"正气存内，邪不可干"异曲同工。

"授业"和"解惑"针对的是具体知识，"传道"则是针对世界观、人生观、价值观和方法论。中医学和传统文化固然应该注重知识内容的讲授，但绝不应该忽视思维模式的培养，即"道"的传递，这直接关系到对传统文化和中医学的认知。放弃本有的世界观而妄谈中医学的方法论，抛弃固有的思维特质只讲所谓的医学内容，结果一定是事倍功半，甚至是扭曲的。

【思考题】

1. 请从哲学和科学的角度谈谈中、西医学的区别与联系。
2. 中医学里的"治未病"和易学的"预测"有无关联？
3. 如何理解"道"在整个传统文化中的地位？

【经典文献选段】

1.《周易·乾·彖》：大哉乾元，万物资始，乃统天。云行雨施，品物流形。大明终始，六位时成，时乘六龙以御天。乾道变化，各正性命，保合太和乃利贞。首出庶物，万国咸宁。

2.《谦·彖》：谦，亨。天道下济而光明，地道卑而上行。天道亏盈而益谦，地道变盈而流谦，鬼神害盈而福谦，人道恶盈而好谦。谦，尊而光，卑而不可逾，君子之终也。

3.《家人·彖》：家人，女正位乎内，男正位乎外。男女正，天地之大义也。家人有严君焉，父母之谓也。父父、子子、兄兄、弟弟、夫夫、妇妇，而家道正。正家而天下定矣。

4.《乾·象》：天行健，君子以自强不息。

"潜龙勿用"，阳在下也。

"见龙在田"，德施普也。

"终日乾乾"，反复道也。

"或跃在渊"，进无咎也。

"飞龙在天"，大人造也。

"亢龙有悔"，盈不可久也。

用九天德，不可为首也。

5.《坤·象》：地势坤，君子以厚德载物。

"履霜""坚冰"，阴始凝也。驯致其道，至坚冰也。

六二之动，直以方也。"不习无不利"，地道光也。

"含章可贞"，以时发也。"或从王事"，知光大也。

"括囊无咎"，慎不害也。

"黄裳元吉"，文在中也。

"龙战于野"，其道穷也。

用六永贞，以大终也。

6.《乾·文言》：元者，善之长也。亨者，嘉之会也。利者，义之和也。贞者，事之干也。君子体仁足以长人，嘉会足以合礼，利物足以合义，贞固足以干事。君子行此四德者，故曰：乾，元亨利贞。

7.《坤·文言》：坤至柔而动也刚，至静而德方，后得主而有常，含万物而化光。坤道其顺乎，承天而时行。

8.《周易·系辞上》

（1）君子居则观其象而玩其辞，动则观其变而玩其占。

（2）一阴一阳之谓道，继之者善也，成之者性也。仁者见之谓之仁，知者见之谓之知，百姓日用而不知。故君子之道鲜矣。

（3）易有圣人之道四焉。以言者尚其辞，以动者尚其变，以制器者尚其象，以卜筮者尚其占。

（4）是故，形而上者谓之道，形而下者谓之器，化而裁之谓之变，推而行之谓之通，举而错之天下之民谓之事业。

9.《周易·系辞下》

（1）天地之大德曰生，圣人之大宝曰位，何以守位曰仁，何以聚人曰财，理财正辞、禁民为非曰义。

（2）古者包牺氏之王天下也，仰则观象于天，俯则观法于地，观鸟兽之文与地之宜，近取诸身，远取诸物，于是始作八卦，以通神明之德，以类万物之情。

（3）是故，君子安而不忘危，存而不忘亡，治而不忘乱，是以身安而国家可保也。

（4）德薄而位尊，知小而谋大，力小而任重，鲜。不及矣。

10.《易传·说卦》

（1）昔者圣人之作易也，幽赞于神明而生蓍，参天两地而倚数，观变于阴阳而立卦，发挥于刚柔而生爻，和顺于道德而理于义，穷理尽性以至于命。

（2）昔者圣人之作易也，将以顺性命之理。是以立天之道曰阴与阳，立地之道曰柔与刚，立人之道曰仁与义。兼三才而两之，故易六画而成卦。分阴分阳，迭用柔刚，故易六位而成章。

11.《易传·序卦》：泰者，通也。物不可以终通，故受之以否。物不可以终否，故受之以同人。与人同者，物必归焉，故受之以大有。有大者不可以盈，故受之以谦。

12.《易传·杂卦》：乾刚坤柔，比乐师忧。临观之义，或与或求。屯见而不失其居。蒙杂而著。

第二章　道家思想与中医学 ▷▷▷▷

第一节　道家概说

道家是中国古代哲学思想的重要发源之一，而道教是中国古代"三教九流"之一，是中国本土的宗教。道家"道法自然""上善若水""崇阴贵柔"的思想、"清静返璞""无为而治"的方法对中医学理论体系的构建，以及重视调摄精神、顺势而治的养生防治具有重要的指导意义。

一、老庄思想与《道德经》

（一）道家相关知识

1. 道家

道家是以先秦时期老子、庄子关于"道"的学说为中心的学术派别，始见于西汉司马谈的《论六家之要旨》，被称为"道德家"。《汉书·艺文志》则称为道家，列为"三教""九流"之一。道家强调"一阴一阳之谓道"，如图 2-1 所示，此为太极阴阳图，也叫阴阳鱼，常出现于《周易》等哲学书籍、道观、道袍、中医学中，它体现了阴阳对立互根，相反相成，"万物负阴而抱阳"，是道家思想的集中体现。

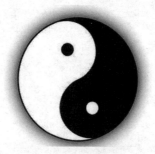

图 2-1　太极阴阳图

2. 三教九流

"三教"即儒、道、佛，是中国古代的三个最大的教派。"九流"是中国历史上对人群职业的划分，最早是从商周时期开始的，在当时只有士、农、工、商四业。司马谈概括先秦学术，归纳为"阴阳、儒、墨、名、法、道"六家。《汉书·艺文志》称为道家，并列为"九流之首"，即道家（以老子、庄子为代表）、儒家（以孔子、孟子为代表）、阴阳家（以邹衍为代表）、法家（以韩非子为代表）、名家（以公孙龙为代表）、墨家（以墨子为代表）、纵横家（以苏秦、张仪为代表）、杂家（以吕不讳为代表）、农家（以许行为代表）。

后来九流不够划分，一直演化到27种职业，按照上、中、下三类区分。

上九流：一流佛祖二流天，三流皇上四流官，五流阁老六宰相，七进八举九解元。

中九流：一流秀才二流医，三流丹青四流皮，五流弹唱六流金，七僧八道九棋琴。

下九流：一流高台二流吹，三流马戏四流推，五流池子六搓背，七修八配九娼妓。

可见，"三教"是对中国古代三大宗教流派的称谓，而"九流"则是对中国古代不同性质职业的划分，其中为仕、做官者较为高贵，属于上九流；服务娱乐行业者社会地位较低；医学专业属于中游职业，并且低于秀才。

3. 老子

老子姓李，名耳，字聃，是道家的创始人，是周朝春秋时期楚国苦县人，约出生于公元前571年，逝世于公元前471年。据传说，老子是彭祖的后裔，在商朝阳甲年，公神化气，老子寄胎于玄妙王之女理氏（玄妙玉女）腹中而生，生来即大耳，故名李耳、李聃。

老子曾是周朝"守藏室之官"，即皇家图书馆馆长，著有《老子》一书（即《道德经》），他是中国古代伟大的思想家、哲学家、文学家和史学家，是道家学派创始人和主要代表人物，被唐朝帝王追认为李姓始祖。在道教中，老子被尊为道教始祖，也称为"太上老君"。

老子与后世的庄子并称老庄。老子誉有东方三大圣人之首（孔子、老子、慧能），孔子曾数次问道于老子，故自古有"老子天下第一"之称。著名哲学家胡适曾说："中国哲学到了老子、孔子的时候，才可当得'哲学'两个字。"

相传老子骑着一条青牛来到了函谷关（今河南灵宝西南），当时的守官听说老子路过此地，立刻带着人出来迎接。守官又请他给关上的文武官员和士兵们讲学。但老子讲得太深奥，大家都听不懂，守官只好请他把讲述的内容写下来。老子连夜写了五千多字，第二天早上，他把这些内容交给守官，骑上青牛出了函谷关，一直往西走去。据说老子写的这五千多字，就是留传后世的《道德经》。

4.《道德经》

《道德经》又称为《老子》，是道家思想的代表作之一，共81章，其中前37章是道篇，后44章是德篇。全书以"道"为纲宗，解释宇宙的演变，包涵了大量的辩证法思想。

"道"为客观自然规律，同时又具有"独立不改，周行不殆"的永恒意义。《道德经》文意深奥，包涵广博，论述了修身、治国、用兵、养生之道，主张"道法自然"，强调"无为而治"，是所谓"内圣外王"之学，被誉为万经之王。如今，各地道观的大门或正殿旁常有一副对联："道生一，一生二，二生三，三生万物""人法地、地法天，天法道，道法自然"，二者是《道德经》中最著名的语言，也是对宇宙形成、对人与自然关系的高度概括。

《道德经》对中国哲学、科学、政治、宗教等产生了深刻影响。据联合国教科文组织统计，《道德经》是除了《圣经》以外，被译成外国文字发布量最多的文化名著。

5. 庄子

庄子，姓庄，名周，字子休（亦说子沐），宋国蒙人（今安徽蒙城，又说为河南商丘，或山东东明），东周战国中期著名的思想家、哲学家和文学家。庄子是继老子之后战国时期道家学派的代表人物，他继承和发展了老子的思想，创立了华夏重要的哲学学派庄学。庄周因崇尚自由而不应楚威王之聘，生平只做过宋国地方的漆园吏。史称"漆园傲吏"，被誉为地方官吏之楷模。

庄子最早提出的"内圣外王"思想对儒家影响深远，他洞悉易理，指出"《易》以道阴阳"。孔子与庄子提出了两个不同的生死观。孔子的思想重点是教人如何实践仁，要人"无求生以害仁"，没有仁和爱，生命则没有了意义，所以在必不得已之时，宁愿杀生以成仁。在庄子的哲理中，生与死同为自然现象，就好像春夏秋冬四时运行一般。人"生"从无到有，人"死"从有到无，也都是自然的变化。站在宏观的宇宙变化角度看来，生不足以喜，死不足以悲，否则就是不知命。

《庄子·至乐》记载，庄子妻死，其好友惠子（惠施）前往吊之。庄子则方箕踞（岔开两腿，像个簸箕似的坐在地上）鼓盆而歌，惠子认为庄子对夫人的不幸去世不但不感到伤心难过，还在敲盆唱歌，做得太过分了。而庄子认为"察其始而本无生；非徒无生也，而本无形；非徒无形也，而本无气；杂乎芒芴之间，变而有气，气变而有形，形变而有生；今又变而之死，是相与为春秋冬夏四行也。"即人最初是没有生命的；不仅没有生命，而且也没有形体，没有气息。在若有若无恍恍惚惚之间，那最原始的东西经过变化而产生气息，又经过变化而产生形体，又经过变化而产生生命。如今又变化为死，即没有生命。这种变化，就像春夏秋冬四季那样运行不止。

庄子的代表作品为《庄子》，其中的名篇有《逍遥游》《齐物论》等。他的作品被人称之为"文学的哲学，哲学的文学"。据传，他曾隐居南华山，故唐玄宗天宝初，诏封庄周为南华真人，称其著书《庄子》为《南华真经》。汉代司马迁评价庄子："其学无所不窥，然其要本归于老子之言。"唐代诗人李白则认为："万古高风一子休，南华妙道几时修。谁能造入公墙里，如上江边望月楼。"

（二）道家思想的发展历程

道家学术思想发展经历了四个阶段。

第一阶段：先秦道家。这一阶段的道家以老子发轫，至庄子而集道家之大成。

第二阶段：汉初黄老之学。黄老之学最初形成于战国末年齐国的稷下学宫，至汉初也蔚为大观，进入了它的黄金时期。道家以黄老的形态表现出来，在汉初也具备一些自身的特点。

第三阶段：汉末的道教。汉末道教的形成是道家发展的一种变化形式。汉初黄老之学实际上只有一个相当短暂的时期，随着汉武帝独尊儒术和之后佛教的传入，中国思想文化出现了一个很大的转向，直到汉末道教的产生，这些都是具有划时代意义的。汉末道教继承了道家思想的某些内容，把老庄、黄老宗教化，并与神仙长生、民间巫术相结合。同时在汉代的文化大背景下，道家也借助道教的形式得到某种程度的发展。

第四阶段：魏晋玄学。玄学实际上是儒学与老庄之学的融合，所谓三玄即是指《老子》《庄子》和《周易》。《老子》《庄子》是道家经典，《周易》被称为儒家五经之首。玄学的代表人物有何晏、王弼、阮籍、嵇康、向秀、郭象等。何晏的重要著作有《道德论》《论语集解》；王弼的重要著作：《老子注》《老子指略》《周易注》《周易略例》《老子指略》嵇康的重要著作：《声无哀乐论》《养生论》《释私论》；阮籍的重要著作：《通易论》《通老论》《达庄论》；郭象的重要著作：《庄子注》。他们皆是老庄的信徒，核心思想是探索现象背后的真实本体的"道"，强调"以无为本，以有为末""得意忘象""得象忘言"，为儒道融合开辟了道路，且为中国传统文化与外来的佛教文化的融合开辟了道路。所不同的是，何、王推崇老子，向、郭推崇庄子，而阮、嵇则得老庄那种独任清虚、离尘脱俗之道家精神气质。

二、道教的相关知识

道教是我国的固有宗教，以"道"为最高信仰，认为"道"是化生宇宙万物的本原，源于古代神仙信仰和方仙之术。道教由张道陵于东汉顺帝时首创，到南北朝时盛行起来。道教奉太上老君为教主，并以老子的《道德经》等为修仙境界经典，追求修炼成为神仙。道教成仙或成神的主要方法有三种：一是服食仙药或外丹，即仙丹；二是炼气与导引，即内丹修炼；三是借由道教科仪与本身法术修为等仪式来功德成仙。后来的神仙多为内丹修炼和功德成神者与道术的修炼者。中国道教四大名山为：湖北武当山、四川青城山、江西龙虎山与安徽齐云山。

（一）道教的创始

1. 张道陵与五斗米教

东汉张道陵在"鹤鸣山"创立五斗米教，为道教定型之始，张道陵又被称为"正一真人""三天扶教大法师""高明上帝""张天师"。道教是中国的本土宗教，由张道陵在东汉顺帝时首创于四川鹤鸣山，到南北朝时盛行起来。张道陵著作《老子想尔注》，其弟子有3000多人，设立24治，奠基天师道。张道陵、葛玄、许逊、萨守坚合称四大天师。

张道陵创建天师道的背景：当时在巴蜀一带，原有巴人信奉原始巫教，大规模的淫祀而害民。而这些祀奉鬼妖（妖邪）的法教巫师聚众敛财，无恶不作。张天师携王长、赵升二位弟子和《黄帝九鼎丹经》来到北邙山修行，并平定了那些祸害百姓的巫妖之教。川渝一带流传的"张天师以太上老君剑印符箓大破鬼兵"的故事，就是以此为原型的。

2. 张角与太平道

张角，钜鹿（今河北平乡）人，是东汉末年农民起义军"黄巾军"的领袖，太平道的创始人。他因得到道士于吉等人所传《太平清领书》（即《太平经》），遂以宗教救世为己任，利用其中的某些宗教观念和社会政治思想组织群众，约于灵帝建宁年初（168—172）开始传道。中平元年（184），张角以"苍天已死，黄天当立，岁在甲子，天下大吉"为口号，自称"天公将军"，率领群众发动起义，史称"黄巾起义"。后张角病死于军中，张宝、张梁战败被杀，起义军也很快被汉朝政府所镇压。

五斗米教与太平道同为早期道教的两大派别。它们都奉老子为教祖，尊称老子为太上老君。以三清为最高尊神，同时承袭了古代祀神敬祖传统，敬拜其他古代神仙和中国古代圣贤人杰。三清指神仙所居的玉清、上清、太清三个最高仙境。也指居于三清仙境的三位尊神，即玉清元始天尊、上清灵宝天尊、太清道德天尊。

（二）道教诸神与名医

1. 道教诸神

道教主张万物皆有神，皆应当受到尊重，天有天神，地有地神，山有山神，河有河神。守护之神包括祖宗神灵、灶王、门神、床神、厕神、井神；地方俗神包括五岳大帝，四海龙王，城隍神，土地公，水神、河伯；以及雷公，电母，风伯，雨师，水神，火神等。如中国北方人过大年（春节）时所敬之神，大门、房门、灶台、车马间，尤其是在天井中央所敬之神，其牌位曰："天地三界十方万灵之神位"。

上古诸神包括盘古大帝、女娲娘娘；三皇五帝为黄帝、伏羲、炎帝、少昊、颛顼；四方天帝包括昊天玉皇大帝、紫微太皇大帝、勾陈天皇大帝、真武荡魔大帝；四大帝王包括唐尧、虞舜、大禹、商汤。

文化之神包括文昌帝君、忠武之神、真武大帝、关圣帝君、福禄寿三星、和合二仙、石敢当、喜神、月老、彭祖、麻姑等。

民间流传的道教八仙：有汉代八仙、唐代八仙、宋元八仙，所列神仙各不相同。至明吴元泰《八仙出处东游记》（即《东游记》）始定为铁拐李（李玄/李洪水）、汉钟离（钟离权）、张果老、蓝采和、何仙姑（何晓云）、吕洞宾（吕岩）、韩湘子、曹国舅（曹景休）。八仙过海乃道教掌故之一。

2. 葛洪与青蒿素

医学家中，与道教关系最密切的是葛洪。葛洪，字稚川，自号抱朴子，汉族，晋丹阳郡句容（今江苏句容县）人。葛洪是东晋道教学者、著名炼丹家、医药学家，三国方士葛玄之侄孙，世称小仙翁。他曾受封为关内侯，后隐居罗浮山炼丹，著有《肘后备急方》等。葛洪出身江南士族，其祖父在三国吴时，历任御史中丞（御史大夫次官，官名，秦代始置，负责监察百官）、吏部尚书（吏部的最高级长官）等要职，封寿县侯。其父亲葛悌，继续仕吴，吴亡以后，初以故官仕晋，最后迁邵陵太守，卒于官。葛洪为葛悌之第三子，颇受其父之娇宠，十六岁开始读《孝经》《论语》《诗》《易》等儒家经典，尤喜"神仙导养之法"，自称"少好方术，负步请问，不惮险远。每以异闻，则以为喜"，后从郑隐学炼丹秘术，颇受器重。相传，葛洪夫妇还曾在南海西樵山和广州越岗院（即今三元宫）研究炼丹术和医学，并常行医于百姓之间。

20世纪70年代，屠呦呦团队研究治疗疟疾的有效方药时，先后研究了六百多个古代中药方，最后注意到了"青蒿方"，并因此发现和提取出青蒿素，获得2015年生理学或医学诺贝尔奖。启发她的就是东晋葛洪《肘后备急方·治寒热诸疟方》中的第二方："又方，青蒿一握。以水二升渍，绞取汁，尽服之。"用鲜青蒿一握绞取汁，而非传统的水煎提取，最后取得了成功。

葛洪继承并改造了早期道教的神仙理论，在《抱朴子·内篇》中，他不仅全面总结了晋以前的神仙理论，而且系统地总结了晋以前的神仙方术，包括守一、行气、导引和房中术等；同时他将神仙方术与儒家的纲常名教相结合，强调"欲求仙者，要当以忠孝、和顺、仁信为本。若德行不修，而但务方术，皆不得长生也。"并把这种纲常名教与道教的戒律融为一体，要求信徒严格遵守，主张"神仙养生为内，儒术应世为外"。

葛洪一生著述颇丰，有《碑颂诗赋》《神仙传》及五经七史百家之言、兵事方技短杂奇要等。另有中医类书《金匮药方》《肘后备急方》。《抱朴子》是其道教理论代表作，该书分内、外两篇。内篇20卷，论述神仙方药、养生延年、禳邪却祸之事，总结晋代前的神仙方术，包含守一、行气、导引等，为医药学积累了宝贵的资料。外篇50卷，论述人间得失、世事臧否，阐明其社会政治观点。全书将神仙道教理论与儒家纲常名教相联系，开融合儒、道两家哲学思想体系之先河。《抱朴子》的问世，对道教的发展产生了深远的影响。

（三）道教的分支与特点

道教重生贵生，以面仙得道为最终目的，根据法术原理，道教可以分为上层丹鼎派和下等符箓派，即全真道和正一道，这也是各种道派经过上千年的分化合流的结果。

1. 全真道

全真道亦称为全真教、全真派，是王重阳于北宋末年建立的钟吕丹鼎道派。全真道建立了传戒和丛林制度，要求道士出家住观修行，不鼓励娶妻，不茹荤饮酒；其教以"三教圆通、识心见性、独全其真"为宗旨；其修炼要旨是清静无为，去情去欲，修心炼性，养气炼丹，以含耻忍辱为内修真功，以传道济世度人为外修真行，功行两全，证圣成真，谓之"全真"。全真教经邱处机的推动而发展壮大，现为世界道教主流宗派，有龙门派、华山派、清静派、三丰派、老华山派（陈氏堪舆派）、金丹南宗派等支派。全真七子为道教全真道创始人王重阳的七位嫡传弟子。即马钰（丹阳子）、丘处机（长春子）、谭处端（长真子）、王处一（玉阳子）、郝大通（太古子）、刘处玄（长生子）和马钰之妻孙不二（清静散人）。王重阳死后，全真七子在北方广泛传播全真教，并且各立支派，即马钰遇仙派、丘处机龙门派、谭处端南无派、刘处玄随山派、郝大通华山派、王处一全真派、孙不二清静派。这其中，又以丘处机及其龙门派影响最大。

2. 正一道

正一道正式形成于元朝大德八年，元成宗册封张与材为"正一教主"，以扶乩巫蛊等活动为主要谋生手段。正一道士中相当一部分有家室，不住宫观，吃荤饮酒，不守戒规。此外还有许多民间道教派别，如福建三一教、香港先天道、台湾一贯道、韩国天道教、越南高台教、东南亚德教等。

在金庸小说《射雕英雄传》和《神雕侠侣》中，虽然"全真七子"的师傅武功独步天下，但全真七子的武功皆未能达到巅峰境界，数次华山论剑都未见其踪影，这种描写与历史事实未必相符，但王处一有铁脚仙之名倒确有其事。

（四）道教的礼仪

道教自创立后，形成了自己的道教礼仪。礼即礼节，仪是道教礼仪，包括以下几方面。道教宫观的道士必须住庙，道士与道士之间一般称道友、道长等，对年老道士一般称某爷；道人宿舍中须清洁素雅，道人不得裸身而卧或在卧室内荤酒、神侃；道众宿舍不得把俗人随便带入，更不能留宿；乾道、坤道不得在同院中居住，相互之间应保持距离，清心寡欲，不得随意串门；早上开静后，需立即起身洗漱，到各殿朝拜祖师，上早课，诵经聆听，持心修炼。

道教的穿戴礼仪，包括法衣、巾，大褂、道袍、鞋袜等。道士在庙中都必须头上戴巾，身穿便服、白袜、布鞋。现代道人穿的服装，大小上衣皆为"大领"，是明代以前汉民族的服装样式。黄色黑边，受戒时用；法衣，指做道场"高功"穿的法服和行宗教大典时"方丈"穿的法服；花衣，是经师上殿念经、做道场穿的法服，也有素净不绣花者，通称"班衣"。

大褂、道袍一般多用蓝色，以象天色和东方青阳之气；法衣则多红、黄色，也有蓝色、绿色；方丈穿的法衣多为紫色；班衣以红、黄居多。

道教把道教徒戴的帽子称为"巾"，巾有九种，分别为混元巾、庄子巾、纯阳巾、九梁巾、浩然巾、逍遥巾、三教巾、一字巾、太阳巾。道士的合格服饰，要衣冠整齐。道人的鞋以青布双脸鞋为最合格，一般穿青布圆口鞋或青白相间的"十方鞋"，多耳麻鞋也可。袜则统用白布高筒袜。道人裤管必须装入袜筒内，不得敞着。若不穿高筒白袜，也必须把裤管齐膝下绑扎。道人不得顶"冠"如厕。

道教迎接礼仪。拱手礼与作揖礼（打躬、圆揖）。道侣相逢或道俗相逢时，须行拱手礼或作揖礼。拱手礼即抱拳拱手。两手相抱，左手抱右手，寓意为扬善隐恶，盖以左手为善，右手为恶之故，举胸前，立而不俯，可口说："无量观"或"善哉、善哉"，也可说："道祖慈悲"。

与人相见，一手持物时，则伸出一手，食指内屈为礼（为一气化三清之意）。作揖礼即躬身稽首。一面躬身，一面双手于腹前合抱，自下而上不过鼻，向人行礼。因举手伴以屈身，亦称"打躬"。又因身体弯曲成月牙状，故双称"圆揖"。作揖礼较拱手礼为敬，对长者多行此礼。

道教言语礼仪。进入法堂以及上宴席，不应高声言语，也不应大声咳嗽。不得多言，不得与师辈争话，不言人过失，不说俗人家务，不言为媒保事，不与妇人低声密语。道教称以上这些为"净口"。

道教科斋礼仪。斋醮是道士日常生活中必修之课，如敬香、礼叩、做道场等。敬香时，还应上供敬神。上供有香、茶（水）、灯、花、果等。道人把供品双手端到供桌前，双手高举供品与额相齐，躬身一礼，然后放到供桌上。供品排列顺序是从内到外，茶、果、饭（米制品）、菜（青菜、干菜）、馒头（面制品），还可以酌水献花以表道心。道人上香，先在香炉中虔诚地上三炷香。不上断香，不上没燃着的香。点燃后若起明火，可上下摆灭，不可用秽气吹灭。三炷香点燃后，来到垫前双手举香与额相平，躬身一礼，再到香炉前左手上香，三炷香要插平插直，香与香之间距离不可过寸。上香次序为先中，次左，再上右香，分别代表"道、经、师"三宝，上香后复回跪垫礼叩。

道士出家后还需"冠巾"。"冠巾"是出家道人正式成为道人的仪式，这种仪式只在子孙庙举行。冠巾也叫"小受戒"。行冠巾礼时有数师在场，如冠巾师（高功）、度师（即恩师、师父）、拢发师、引进师或引礼师等。每逢朔、望以及重大道教节日，除给祖师朝拜外，还要弟子给师父顶礼，学生给先生顶礼。戊日是道教忌日，不拜神，不敬香，按古代定制，戊日时宫观要关门休息。

三、道家与道教

道家作为一个哲学思想流派，思想流变与代表人物是其最重要的内容。道家是中国春秋战国诸子百家中最重要的思想学派之一，其思想起源很早，传说轩辕黄帝就有天人合一的思想。道家倡导自然的世界观和方法论，尊黄帝、老子为创始人，并称黄老。道家思想的核心是"道"，认为"道"是宇宙的本源，也是统治宇宙中一切运动的法则。老子曾在他的著作中说："有物混成，先天地生。寂兮寥兮，独立而不改，周行而不殆。可以为万物母，吾未知其名，字之曰道。"（《道德经·第二十五章》）。其他的代表人物还有战国时期的庄周（即庄子）、列御寇（列子，主张贵虚）等人。

西汉初年，汉文帝、汉景帝以道家思想治国，使人民摆脱秦朝苛政，得以休养生息，史称文景之治。其后，儒家学者董仲舒向汉武帝提倡"罢黜百家，独尊儒术"的政策，并被后世帝王采纳。道家从此成为非主流思想。虽然道家并未被官方采纳，但继续在中国古代思想的发展中扮演重要角色。宋明理学更是揉合了道学的思想发展而成。

道家思想被张道陵的五斗米道等宗教吸收，并演变成中国的重要宗教之一的道教。道教作为一种宗教，有其神仙崇拜与信仰，有教徒与组织，有一系列的宗教仪式与活动，和儒教和佛教一起组成了中国传统文化的三大支柱。道教以道作为其追求目标，因此而得名，是在中国古代道家思想理论的基础上吸收神仙方术、民间鬼神崇拜观念和巫术活动而形成。它主张清静无为，长生不老，得道成仙。

道教神学与道家思想也有区别，如道教所谓长生不老，成仙通神，老、庄并未言及，也可视为老、庄思想的合理的引申，甚至可以说，与自然之道亦不无悖逆。

第二节 道家的主要思想

一、《老子》与《庄子》

《老子》又名《道德经》，是道家学术思想的开山之作，它奠定了道家学说的基调。《庄子》，即《南华经》，则继承发展了老子的学术思想。二者在道家学术思想形成中有不可磨灭的作用。故要理解道家学术思想，首先要了解《老子》与《庄子》。

（一）《老子》（《道德经》）

1.《道德经》的核心思想

"道可道，非常道。名可名，非常名。无名，天地之始；有名，万物之母。故常无欲以观其妙；常有欲以观其徼。此两者，同出而异名，同谓之玄。玄之又玄，众妙之门。"

上段话即是《老子》（即《道德经》）第一章的开篇内容，老子认为："道如果能用言语来表达，那它就不是常道。名如果可以用文词来命名，那它就不是常名。没有称谓的、还处在最初的原始状态；有形去命名的，则是宇宙万物产生的根本。因此，要常从无中去体察领悟道的奥妙，从有中去观察、体会道的端倪。无与有，来源相同而名称相异，都可以称之为玄妙、深奥。并且不是一般的玄妙、深奥，实为宇宙天地万物之奥妙的门径。

作为古典哲学中主要范畴之一的道，由《老子》在本书本章中提出来。此处的道，包含着宇宙万物发源、生长、变化、归宿的原理，不仅是天地万物的根源，也是万物生长变化的法则。

老子认为无形产生了有形，有形又分裂成为更复杂的东西，从而产生了整个有形的世界。道是宇宙的第一动力，它产生了宇宙世界之后并没有消失，并且存在于每一个事物之中。老子认为每一个有形事物之所以能够发展，就是使用了他内在的无形的宇宙动力，就是"道"，即自然。

老子认为"道生一，一生二，二生三，三生万物""人法地，地法天，天法道，道法自然"。即是说：道是产生宇宙万物的本原，作为万物之灵的人类也是自然演化的结果。而人当效法大地，大地应当效法苍天，苍天应当效法大道，而大道则应当效法自然。

那么，何谓"自然"，自然是如何体现的？小学有一门课程是《自然》，讲授山川、河流、日月星辰、树木森林；另一门课程是《社会》，讲述家庭、学校、商店、医院、车站、银行等有人类活动的地方。相比之下，自然即是没有人类参与的自然界本来的样子。自然而然，本来就是。自然是事物的本性或天然状态，事物的本性产生的外在表现就叫做自然。在道家看来"自然"是万物的最佳状态，"道"通过万物的"自然"表现出来。

2. 道与德的内涵

《道德经》共81章，前37章是道篇，后44章是德篇。"道"可以与"德"联系起来理解。"道"不仅是宇宙之道、自然之道，也是个体修行，即修道的方法；"德"不是通常以为的道德或德行，而是修道者所应必备的特殊的世界观、方法论以及为人处世的方法。总论部分提出了修道的方法，后面大部分论述修道之"德"。道德经三字，提纲挈领，概括全文的内容。

道，是道家哲学范畴。其含义有十余种，但主要有三。

其一，"道"是道路，也便是人世间所要行走的道路的道。《说文解字》说："所行道也。从辵（走之旁）从首。一达谓之道。"衜，亦古文道。犹如马致远在《天净沙·秋思》中所写的"枯藤老树昏鸦，小桥流水人家，古道西风瘦马，夕阳西下，断肠人在天涯"，这个"古道西风瘦马"的道，便是道路的道。

其二，"道"是代表抽象的法则、规律，以及实际的规矩，也可以说是学理上或理论上不可变易的原则性的道。如子产在《左传》中所说的"天道远，人道迩"，如子思在《中庸》首章中所说的"天命之谓性，率性之谓道"，孙子在《孙子兵法》中说的"兵者，诡道也"等等。

其三"道"是指形而上的道。如《易·系辞传》所说："形而上者谓之道，形而下者谓之器。"这便同于佛经上所说的："即有即空，即空即有。"玄妙幽微，深不可测。

德，也是道家哲学思想的重要范畴，后与"道"一起成为道教教义的两个方面。"德"原指从事物总规律的"道"中所获得的特殊规律、特殊性质。

《道德经·第三十八章》云："知其雄，守其雌；知其白，守其黑；知其荣，守其辱。"就是"常德不离""常德不忒""常德乃足"，返回如同婴儿那样纯朴而又有无穷生命力的"道"。魏王弼《老子注》云："是以上德之人，唯道是用，不德其德，无执无用，故能有德而无不为。不求而得，不为而成。"唐孟安排集《道教义枢·道德义》云："道德一体，而其二义，一而不一，二而不二。"认为道与德是既有区别又是统一不可分割的整体。

道教继承道家思想，把符合于"道"的准则而有所得称为"德"。宋徽宗御注《西升经·序》说："万物莫不由之之谓道，道之在我之谓德。道德人所固有也。"张陵在《老子想尔注》中说："举事与德合。"德就可以"得之"。故道教认为，人人皆修道德，使"道普德溢"，就能使国泰民安。道教还主张个人修炼应与"德"相结合，以道治身。唐代道士司马承祯在《坐忘论》中说："使道与生相守，生与道相保，二者不可相离。""神与道合，谓之得道。"道教以此为理论依据，创造了一系列道功和道术，鼓励众生修炼成仙。

老子认为德是基础，道是德的升华。没有德的基础，为人处世、治家、治国难以成功，则无法"修道"。所以修"德"是为修道创造良好的外部环境，这可能也是人所共需的；修道者更需要拥有宁静的心境、超脱的人生，这也缺"德"不可。

《道德经》的德经部分是修道的基础，在经文中占了很大部分。对于《道德经》的主旨，理解不同，见仁见智，《吕氏春秋·不二》用"柔"字来概括。《道德经》把中华民族的民族性升华为以贵"柔"为核心，创造了完整的理想体系，其核心思想有以下三方面。一是"自然"，即事物本来的样子，或者称为"自然之性""天性"；二是"无为"，即不折腾，无人为，顺应事物的自然本性；三是"道"即规律，顺应自然本性就是根本的规律。

当代从养生学、哲学、政治学、兵法学、自然科学等角度研究和注释《道德经》的人很多，众说纷纭。这些理解既有合理性，又有片面性。

"道"是浑全之朴，"众妙之门"。从某一侧面来理解，把它当成某一局部的东西，是盲人摸象，显然是片面的。从另一方面看，"道"生成了万物，又内涵于万物之中，"道"在物中，物在"道"中，万事万物殊途而同归，都通向了"道"，从这方面来理解，也有其合理的一面。"道"是先天一炁，混元无极，"道"是其大无外、其小无内、至简至易、至精至微、至玄至妙的自然之始祖、万殊之大宗，是形成宇宙万物的源头根本。

《道德经》以哲学意义之"道德"为纲宗，论述修身、治国、用兵、养生之道，而多以政治为旨归，乃所谓"内圣外王"之学，文意深奥，包涵广博，被誉为万经之王。

如法家的韩非子就是从"内圣外王"角度理解的。韩非子虽是法家的代表，但他的理论基础是《道德经》；三国时期王弼是从管理角度来解释《老子》；还有的从军事角度解读《老子》，比如《孙子兵法》；有人认为《道德经》是为人处世之道、生存之道，委曲求全，以柔克刚。

《老子道德经河上公章句》从养生的角度来解读《道德经》，修炼元气然后得道；还有从成仙的角度来讲，中国的道教产生于三国，当时地的《老子想尔注》成为后来五斗米教的经典。

（二）《庄子》

1.《庄子》的核心思想

《庄子》又名《南华经》，是对《老子》的继承与发展。后世道家学术思想将二者奉为圭臬，继承的基础上历代有革新。为战国早期庄周及其门徒所著，汉代道教出现以后，该书被尊称为《南华经》，庄子也封被为南华真人。

《南华经》共52篇，后世存稿33篇，分为三部分：内篇7篇，外篇15篇，杂篇11篇。内篇为庄子所著，外篇多数为庄子所著，但间有弟子所纂补者，杂篇多为后学弟子所推衍。《南华经》外篇的天地、天道、天运三篇，被汉末黄巾军领袖张角称为《太平要术》。

2.《庄子·内篇》的主要内容

《庄子·内篇》共7篇文章。首篇《逍遥游》以大荒无稽的寓言"北冥有鱼，其名为鲲。鲲之大，不知其几千里也。化而为鸟，其名为鹏。鹏之背，不知其几千里也"开始，通过鹏鸟与蜩、学鸠的对比，点出生命境界的不同。大鹏鸟可以"扶摇羊角而直上者九万里"，飞到南冥；而斥鷃之类的小鸟，所能飞到的不过数仞之间而已。借此点出"小知不如大知，小年不如大年"的"小大之辨"。其中小与大的境界差别在于"有待"与"无待"，亦即能否超脱外在事物的负累，甚至进而超越大与小的差别。另一方面，说明了道家只重视表述事物的核心、内旨，在不重视描述事物的细节，如几千里、混混沌沌等。

《庄子》认为，道是天地万物产生和发展的根源，指出道和物是统一的。它从道不灭论及物不灭，还把物质运动同时间观念联系起来。在分析道的运动时，提出了气这个范畴，并将气区分为阴阳二气，正是阴阳二气的运动产生了各种事物。

《逍遥游》作为庄子的哲学总纲，展现庄子思想的境界与理想。而所谓"逍遥"的境界，即是"无待"，庄子透过"乘天地之正，御六气之辩，以游于无穷者，彼且恶待之"加以豁显，而托寓"藐姑射之山之神人"呈现这样的高远形象。

《庄子·内篇·齐物论》中，庄子透过试图通过消解人类对于世俗价值的盲从与执着，解开"儒墨之是非"等各种是非对立的学说论辩，使人心恢复最自然的虚灵状态。

《庄子·内篇·养生主》谈养生之道，认为养生之道重在顺应自然，忘却情感，不为外物所滞。

《庄子·内篇·人间世》认为人要有慈悲心和责任感。

《庄子·内篇·德充符》中的"道德内全之无形符显"就是庄子所说的"德充符"。

《庄子·内篇·大宗师》在宇宙生成论的基础上，首创气化论，认为宇宙万物均同根同源于"一气"。

《庄子·内篇·应帝王》谈的是君主治理国家应该采用的方法，道家治国的理念是"民主自由，无为而治"。

《庄子》一书发展了《老子》的学术思想，对万物的认识带有批判思维，后世道家学术思想无不是在二者的基础上发展完善。

《庄子·外篇·秋水》介绍了一个故事。庄子和其好友名家代表惠施在濠水岸边散步，庄子随口说道："你看河里那些摇头摆尾轻松遨游的鱼，比我们人还要快乐呢！"好斗而爱挑剔语言和思维错误的惠施说："你不是鱼，怎么知道鱼是快乐的呢？"庄子也开玩笑地反唇相讥："你不是我，怎么知道我不知道鱼的快乐？"惠施见庄子想回避问题，不肯轻易放弃，乘势追击道："我不是你，当然不知道你；你也不是鱼，所以也不知道鱼——我的逻辑无懈可击吧！"庄子不甘于服输，强辩道："请你回到谈话的开头——你问我'你怎么知道鱼是快乐的？'你这么问，说明你已经承认我知道鱼的快乐，所以才会问我怎么知道的。可见，你再说我不知道鱼的快乐，就违反了你的所谓逻辑。告诉你，我是在濠水岸边，知道鱼是快乐的。"

一般认为庄子和惠子这场辩论是没有意义的，因为他们虽然面对同一对象（鱼），却有着不同的立场和态度。惠子的立场是认识的，庄子的立场则是审美的；惠子的态度是科学的，庄子的态度则是艺术的。但从哲学角度来说，濠水之辩是庄子对"上善若水"的注释，也是古代认识方法中以象测藏的早期应用。

二、道家的主要思想

道家的学术思想，最主要的是道法自然、无为而治和崇阴贵柔。

（一）道法自然

1. 道法自然的概念

道法自然，是道家和道教的基本理念，是《道德经》的哲学思想，是指"道"所反映出来的规律是"自然而然"。"道法自然"语出《道德经·第二十五章》的"人法地，地法天，天法道，道法自然"，要求人要效法地，地效法天，天效法道，而"道"则是自然法则。

道家的"自然"，其义有二，一是万物、人以及社会本来的状态，即自然而然，本来如此；二是千差万别、纷纭复杂的自然界。王弼认为"道不违自然，乃得其性，法自然也。"

"道"的主要内涵有三。

（1）道为宇宙本原。"有物混成，先天地生。寂兮寥兮，独立而不改，周行而不殆，可以为天地母。吾不知其名，字之曰道，强为之名曰大。"（《道德经·第二十五章》）。

（2）道为形而上生成论。"道生一，一生二，二生三，三生万物。万物负阴而抱阳，冲气以为和。"（《道德经·第四十二章》）"道可道，非常道。名可名，非常名。无名，天地之始；有名，万物之母。"（《道德经·第一章》）

（3）"道"是规范万物的抽象法则、规律。如"道法自然""独立而不改，周行而不殆"（《道德经·第二十五章》）。其中"道生一"之中的一，即太极，是指天地未分的混沌状态。《易·系辞》云："易有太极，是生两仪。"又指天的最高处。

2. 其他相关概念

（1）无极：指无可穷极、无边际，即无限。《道德经·第二十四章》云："知其白，守其黑，为天下式。常德不忒，复归于无极。"《庄子·在宥》云："入无穷之门，以游无极之野。"

（2）太极：是指天地的本体。《庄子·大宗师》云："神鬼神帝，生天生地，在太极之先而不为高，在六极之下而不为深。"此处的太极，是指天地的本体。《道藏·太极先天之图》云："太极之道，无古无今，无始无终……太极也者，天地之大本耶，天地分太极，万物分天地。"周敦颐在《太极图说》中指出："自无极而为太极。"认为万物的本体"太极"是从无形无象的"无极"产生的，其"无极图"是采用道士修炼的先天图，吸取佛教《阿黎耶识图》，参照陈抟的《无极图》而制造出来的天地万物生成图式。

（3）混沌：指未有天地的空玄寂寥状态，也指宇宙万物形成、发展时空观念中的一个阶段。如《道德经·第二十五章》所说："有物混成，先天地生。寂兮寥兮，独立而不改，周行而不殆，可以为天地母。吾不知其名，强字之曰道，强为之名曰大。"

（4）炁：道教名词，大体同气。气是构成万物的始基物质，而炁指人体内的真气、元气。道家、道教以先天元气为炁。《道德经·第四十二章》云："万物负阴而且抱阳，冲气以为和"，把阴阳调和趋向统一的和气作为养生之道。《汉书·艺文志》著录《文子·守弱》曰："形者生之舍也，气者生之元也。"以气作为万物生成的根本。道教早期经典《太平经》说："人欲寿，乃当爱气""人有气即有神，气绝即神亡"，以养气作为养生三要素（精、气、神）之一。以上之气皆应做"炁"，即人体之真气。

3. 道法自然对人的影响

中国道教的自然之神、中国民间的自然崇拜，皆源于道法自然的思想。如国家祭祀之天坛、地坛，城市乡村的城隍庙、土地庙等。在马来西亚的马六峡三宝村，人们在一处小庙处祭拜求签，此神名"大伯公"，即土地爷。人们更多地敬奉土地爷的原因，是源于道家思想之"人法地"。

虽然人禀天地之气生长，但是地气对人的影响远远大于天气，例如季节与气温的关系。夏至日是一年中太阳对地球照射时间最长、角度接近直角的一天，而人们感到最热的时候，却是夏至二十多天的入伏之后；冬天亦是如此，依天气当是冬至为最冷日，实际冬至才刚刚交九第一天，而最冷时候为"三九""四九"。其原因便是人们感受到的气候是天地之气共同作用，尤其是以地气更为重要。

道家"道法自然"的学术思想，还含有整体思想的内涵。《庄子·应帝王》篇有一个寓言故事：中央之帝名浑沌，待南海、北海之帝甚厚，南海、北海为报达浑沌之德，见其无七窍以视听食息，就试着帮浑沌"日凿一窍，七日而浑沌死"。其中把非无非有的状态称为浑沌。

（二）无为而治

无为是标志社会政治和人生处世价值选择的哲学范畴，包括目标与手段，是目标价值与手段价值的统一。

1. "无为"的内涵

（1）无为作为工具价值，是治身、治国、治天的手段和工具。

（2）无为作为目标价值，是人生理想的追求目标，是道家最高的人生价值理想。《道德经·第三十七章》云："道常无为，而无不为，侯王若能守之，万物将自化"。主张治理天下要顺乎社会，与民休养生息，个人处世要清静寡欲，摒弃妄自作为。《道德经·第二章》云："是以圣人处无为之事，行不言之教。"

早期道教以"无为无不为"作为得道意、得天下、致太平的根本。河上公注《老子》云："法道无为，治身则有益精神，治国则有益万民。"魏晋以后，"无为"成为道士修身、修仙的基础，强调"无为事主，无为事师，寂若无人，至于无为"，以求全身、去危、离咎。宋代道教南宗初祖张伯端《悟真外篇》云："圣人以无为而且治天下，则天下安肃，庸人以有为而治天下，则天下扰乱。"

2. 无为而治的具体要求

无为而治的具体要求有清静、寡欲、不争、抱朴等。

（1）清静：指人生处世应保持的心态，指"真思志道"，要学知清静，人法天地。为把握"道"的根本。《道德经·第四十五章》说："清静为天下正。"《道德经·第五十七章》说："我无为，而民自化；我好静，而民自正；我无事，而民自富；我无欲，而民自朴。"张陵在《老子想尔注》中指出："道常无欲乐清静，故令天地常正。"

（2）寡欲：指少思寡欲的一种处世方式，应节制欲望，少思寡欲，以求长生不老。

《道德经·第十九章》云："见素抱朴，少私寡欲。"并认为"咎莫大于欲得。"道教承袭这一思想，认为欲乃凶害之根，欲盛则伤气害性，将无欲作为其戒律的重要内容。《云笈七签·老君二十七戒》《大乘妙林经·二十七戒》等，都要求道教徒摒除俗欲。《抱朴子内篇·道意》又把内修术与寡欲观相结合，认为"人能淡默恬愉，不染不移，养其心以无欲……则不请福而福自来，不禳祸而祸去矣"。

（3）不争：不争是指顺其自然，不造作、强求的人生观。《道德经·第八十一章》云："天之道，利而不害；圣人之道，为而不争。"《道德经·第七十三章》云："天之道，不争而胜。"《道德经·第二章》云："不尚贤，使民不争；不贵难得之货，使民不为盗；不见可欲，使民心不乱。"《道德经·第六十八章》云："善为士者不武，善战者不怒，善胜敌者不与，善用者为之下，是谓不争之德，是谓用人之力，是谓配天古之极。"

据传周宣王爱好斗鸡，纪子是一个有名的斗鸡专家，被命去负责饲养斗鸡。十天后，宣王催问道："训练成了吗？"纪子说："还不行，它一看见别的鸡，或听到别的鸡叫，就跃跃欲试。"又过了十天，宣王问训练好了没有，纪子说："还不行，心神还相当活跃，火气还没有消退。"再过了十天，宣王又说道："怎么样？难道还没训练好吗？"纪子说："现在差不多了，骄气没有了，心神也安定了，虽然别的鸡叫，它也好像没有听到似的，毫无所应，不论遇见什么突然的情况它都不动、不惊，看起来真像木鸡一样。这样的斗鸡，才算训练到家了，别的斗鸡一看见它，准会转身就逃，斗也不敢斗。"宣王于是去看鸡的情况，果然呆若木鸡，不为外面光亮声音所动，可是它的精神凝聚在内，别的鸡都不敢应战，看见它就走开了。

"呆如木鸡"，现在用来形容一个人痴傻发愣，是个贬义词，其本义却是褒义，用于形容一个人悟道的最高境界。"呆如木鸡"的"鸡"正是减损所有欲望，不争不斗，进而达到了天人合一，就是道的境界。

道教发挥这一思想，使之成为一系列戒律的思想基础，要求教徒"容非忍性""不与俗争"。

（4）抱朴：《说文解字》曰："朴，木素也。"朴指朴素，敦厚或为人们修炼所达到的一种境界或最理想的状态。《道德经·第十九章》说："见素抱朴，少思寡欲。"《道德经·第十五章》说："敦兮其若朴。"《道德经·第五十七章》说："我无欲而民自朴。"《道德经·第四十八章》说："为学日益，为道日损。损之又损，以至于无为。无为而无不为。"《道德经·第四十八章》指出：研究世事学问（形下学），是使学习的知识日有增多；研究"道"的学问（形而上学），是使已获得的知识或者人的欲望日有简约。简约了再简约，直到简约出"无为"的认识。"无为"才能"无不为"。

（三）崇阴贵柔

崇阴贵柔是道家、道教的哲学思想，是强调阴柔的作用与地位。

崇阴思想源于母系社会，由于种族自身繁衍的需要，和生殖崇拜的原因，人们崇拜产生自然万物的水，称水为万物之母。如《列子·汤问》说"缘水而居，不耕不稼"，说明水在农业社会中具有重要意义。另外《尚书·洪范》论五行时指出："一曰水，二曰火……"，也充分说明了水在五行中的重要地位。

《道德经·第八章》云："上善若水，水善利万物而不争，处众人之所恶，故几于道。"认为最高境界的善行就像水的品性一样，泽被万物而不争名利。《道德经·第二十八章》云："知其雄，守其雌……知其白，守其黑……知其荣，守其辱，为天下谷，为天下谷，常德乃足，复归于朴。"强调致虚守静、以静制动、以柔克刚，以达到返朴归真、复归于无的境界。

关于崇阴贵柔的意义，从刘向在《说苑·敬慎》中记载的故事可见一斑。

老子的老师常枞病重了，年轻的老子前去探望他："先生病得如此重，有什么可以告诉弟子的吗？"

常枞看到老子如此虚心好学，很开心："就是你不问，我也要说了。"

常枞对老子说："经过故乡要下车，你记住了吗？"

老子回答："经过故乡下车，就是要我们不忘旧。"

常枞说："对呀。"又说："看到乔木就迎上前去，你懂吗？"

老子回答："看到乔木迎上去，就是让我们要足够老。"

常枞说："是这样的。"

然后，常枞又张开嘴给老子看了看，问道："我的舌头还在吗？"

老子说："当然还在。"

常枞又问："我的牙齿还在吗？"

老子笑了："早就没有了。"

常枞紧接着问老子："你知道原因是什么吗？"

老子回答："舌头之所以存在，是不是因为它很柔软得以生存，牙齿不存在，是不是因为它太刚硬从而丧失？"

常枞听了老子的回答，非常满意地说："回答得太好了！是这样的。世界上的事情都已包容尽了，我还有什么可以再告诉你的呢？"

常枞通过自己的言传身教，让老子明白了"舌存齿亡"的道理，"齿坚于舌而先蔽，舌柔于齿而常存"。

老子认为"弱者，道之用"（《道德经·第四十章》），"柔胜刚，弱胜强"《道德经·第七十八章》），"天下之至柔，驰骋天下之至坚"（《道德经·第四十三章》），通过养生修炼，达到纯朴的状态："专气致柔，能婴儿乎？"（《道德经·第十章》）并以水为例，说明柔与坚的异同："天下莫柔弱于水，而攻坚强者莫之能胜，以其无以易之。"（《道德经·第七十八章》）

人之生死也是如此，《道德经·第七十六章》说："人之生也柔弱，其死也坚强。草木之生也柔脆，其死也枯槁。故坚强者死之徒，柔弱者生之徒。是以兵强则灭，木强则折。"

日本科学家江本胜研究发现，水结晶的形状可以随着人们对它不同的言语而发生明显不同的变化，并拍出了许多照片，撰写了书籍《水知道答案》。水随着美丽的古典音乐，发挥着自己的个性，形成了美丽的结晶。相反地，让水听充满了愤怒与反抗色彩的重金属音乐时，它的结晶的形状就全都是凌乱而破碎的。由此说明了人的心理、语言、意念对生理的影响。

第三节 道家学术思想对中医学的影响

一、"道"对中医理论构建的影响

道是自然界客观存在的固有规律，中医学总结、揭示了许多与"道"有关的理论。

（一）天地之道

《黄帝内经》广泛运用"道"的概念来描述、揭示客观事物的变化过程和必然趋势，诸如"天地之道""阴阳之道""营气之道""卫气之道""医之道""持脉之道""刺之道""升降之道""标本之道""养生之道"等等。

（二）阴阳之道

阴阳是《黄帝内经》的重要概念，也是说明天地万物的理论工具。《素问·阴阳应象大论》说："阴阳者，天地之道也，万物之纲纪，变化之父母，生杀之本始，神明之府也。"阴阳作为重要的规律，广泛地用于说明自然万物的变化。阴阳具有以下几个特点。

一是相对性。《素问·阴阳应象大论》说："故积阳为天，积阴为地。阴静阳躁，阳生阴长，阳杀阴藏。"《素问·天元纪大论》说："动静相召，阴阳相错，而变由生矣。"

二是抽象性。《素问·五运行大论》说："且夫阴阳者，有名而无形。故数之可十，离之可百，散之可千，推之可万。此之谓也。"

三是规定性。《素问·阴阳应象大论》说："天地者，万物之上下也；阴阳者，血气之男女也；左右者，阴阳之道路也；水火者，阴阳之征兆也；阴阳者，万物之能始也。"

四是广泛性。如《素问·阴阳应象大论》说："阴阳者，天地之道也，万物之纲纪。"《素问·宝命全形论》说："人生有形，不离阴阳。"

二、"道法自然"对中医学养生防病的影响

"道法自然"是道家的重要学术思想，对中医学养生思想的影响极深，其在中医学中主要体现于未病先防、形神共调两个方面。

（一）未病先防

道家认为，人生自然之间，应遵循自然规律而生长壮老。但是，人的生死寿夭，是可以由自己掌握的。葛洪在《抱朴子》中提出了"我命在我不在天"的论断。《道德经·第六十四章》认为："合抱之木，生于毫末；九层之台，起于累土；千里之行，始于足下。"

事物的发展都是由小到大，由弱渐强。《道德经·第六十四章》指出："其安易持，其未兆易谋，其脆易泮（破碎），其微易散。为之于未有，治之以未乱。"治国、处世、或养生，皆当在其微小之时、未乱之际采取措施，防患于未然。为此，《道德经·第六十章》中提出"治大国，若烹小鲜"的原则，《道德经·第七十一章》中提出了"夫唯病病，是以不病"的养生方法。《黄帝内经》深受其影响，在许多篇章中提出了养生防病的原则与方法。

全国著名中医理论专家张珍玉教授指出《黄帝内经》的学术思想是"治未病"，并认为《黄帝内经》的许多篇章中皆有养生防病的内容。第一篇《上古天真论》强调养精，第二篇《四气调神大论》重视养神，第三篇《生气通天论》主讲养气，精、气、神通调，这即是道家思想在中医学的重要体现。

《素问·四气调神大论》专篇论述了根据四季不同气候特点，进行活动调气养神的方法，并总结说："是故圣人不治已病治未病，不治已乱治未乱，此之谓也。夫病已成而后药之，乱已成而后治之，譬犹渴而穿井，斗而铸锥，不亦晚乎？"

（二）形神共养

道家养生宗旨是"清静无为，顺其自然"，其主要内容包括养神、养形、养气，并提倡保养精气、调摄精神。如《管子·内业》说："精也者，气之精也。"《管子·心术》说："气者，身之充也。"

1. 调摄精神，养生防病

老子认识到调摄精神在养生防病中的重要性，提出了许多养神的方法，具体做到："见素抱朴，少私寡欲。"《道德经·第十九章》云："致虚极，守静笃。"塞住欲念的孔穴，闭起欲念的门径，终身都不会有烦扰之事。如果打开欲念的孔穴，就会增添纷杂的事件，终身都不可救治。"塞其兑，闭其门，终身不勤。开其兑，济其事，终身不救。"（《道德经·第五十二章》）"祸莫大于不知足。咎莫大于欲得。故知足之足常足矣。"《道德经·第四十六章》）

道教承袭这一思想，认为欲乃凶害之根，欲盛则伤气害性，将无欲作为其戒律的重要内容，应做到"淡默恬愉，不染不移，养其心以无欲，颐其神以粹素，扫除诱慕，收之以正……"

庄子亦认为，清静无为是天地间的标准、道德的本质。他在《庄子·天道》中说："虚静恬淡，寂寞无为者，万物之本也。"《庄子·刻意》亦云："恬淡寂寞，虚无无为，此天地之本而道德之质也。故曰圣人休休焉则平易矣，平易则恬淡矣。平易恬淡，则忧患不能入，邪气不能袭，故其德全而神不亏。"《庄子·在宥》认为平静安宁则可长生："必静必清，无劳女（尔）形，无摇女精，乃可长生。"因此，"纯粹而不杂，静一而不变，淡而无为，动而以天行，此养神之道也"（《庄子·刻意》）。

庄子认为要注意养心，不要大喜大怒，"人大喜邪，毗于阳；大怒邪，毗于阴。阴阳并起，四时不至，寒暑之和不成，其反伤人之形乎！"（《庄子·在宥》）庄子认为人的生命是由于气之聚，人的死亡则是气之散。过喜过怒，或触冒寒暑之气，则阴阳不调，变生百病。

2. 养气养形，形正神静

《道德经·第八十章》云："甘其食，美其服，安其居，乐其俗。"庄子在"通天下一气耳"思想的指导下，认为神与形俱，养神先必有物质条件，即"达生之情者，不务生之所无此为……养形必以之物，物有余而形不养者有之矣"（《庄子·达生》），主张不要被物所累，"无累则正平，正平则与彼更生，更生则几矣……夫形全精复，与天为一……形精不亏，是谓能移"（《庄子·达生》），做到"无视无听，抱神以静，形将自正……目无所见，耳无所闻，心无所知，女神将守形，形乃长生"（《庄子·在宥》）。庄子还主张知天乐命，"与人和者，谓之人乐；与天和者，谓之天乐……故曰：知天乐者，其生天行，其死也物化……故知天乐者，无天怨，无人非，无物累，无鬼责"（《庄子·天道》）。

《黄帝内经》继承了道家的养生原则与方法，强调顺应自然，形神共养。如《素问·上古天真论》指出养生应当，"法于阴阳，和于术数，食饮有节，起居有常，不妄作劳"，通过意志锻炼、呼吸调节、节制欲望等以养精调神。具体做到"虚邪贼风，避之有时，恬澹虚无，真气从之，精神内守，病安从来？""故美其食，任其服，乐其俗，高下不相慕，其民故曰朴。"《素问·阴阳应象大论》云："是以圣人为无为之事，乐恬澹之能，从欲快志于虚无之守，故寿命无穷，与天地终，此圣人之治身也。"

3. 法于阴阳，和于四时

《黄帝内经》认为人生天地之间，人与自然界息息相关，如《灵枢·岁露》说："人与天地相参也，与日月相应也。"《素问·四气调神大论》也认为"夫四时阴阳者，万物之根本也。所以圣人春夏养阳，秋冬养阴，以从其根；故与万物沉浮于生长之门。逆其根，则伐其本，坏其真矣。"《素问·生气通天论》认为人体阳气的变化也与太阳的变化有关："故阳气者，一日而主外。平旦人气生，日中而阳气隆，日西而阳气已虚，气门乃闭。是故暮而收拒，无扰筋骨，无见雾露，反此三时，形乃困薄。"

《灵枢·本神》强调养生防病的重要性，"故智者之养生也，必顺四时，而适寒暑，和喜怒，而安居处，节阴阳，而调刚柔，如是则邪僻不至，长生久视"。

三、无为而治对与疾病治疗的影响

无为而治的学术思想，在中医学中主要体现于因势利导、调理平衡两个方面。

（一）因势利导

疾病的发生发展皆有由浅入深、由轻到重的过程，在疾病初期、病情轻浅之际进行调治，则事半功倍。《道德经·第八章》说："天之道，其犹张弓欤。高者抑之，下者举之，有余者损之，不足者补之。天之道，损有余而补不足。"受其影响，《素问·阴阳应象大论》认为："邪风之至，疾如风雨，故善治者治皮毛，其次治肌肤，其次治筋脉，其次治六腑，其次治五脏。治五脏者，半生半死也。"故而在辨证论治中，强调综合分析，辨其病机与病势，并抓住病机，因势利导。具体如《素问·阴阳应象大论》所说：

"因其轻而扬之，因其重而减之，因其衰而彰之……其高者，因而越之；其下者，引而竭之；中满者，泻之于内。其有邪者，渍形以为汗；其在皮者，汗而发之；其剽悍者，按而收之；其实者，散而泻之。"

吴鞠通在《温病条辨·杂说》中也指出："治外感如将，兵贵神速，机圆法活，祛邪务尽，善后务细。盖早平一日，则人少受一日之害。治内伤如相，坐镇从容，神机默运，无功可言，无德可见，而人登寿域。治上焦如羽，非轻不举；治中焦如衡，非平不安；治下焦如权，非重不沉。"

（二）调理平衡

人禀天地之气，以四时之法成，人顺应四时阴阳变化，则人之气血阴阳协调平衡。"阳气者，精则养神，柔则养筋。"（《素问·生气通天论》）"阴气者，静则神藏，躁则消亡。饮食自倍，肠胃乃伤。"（《素问·痹论》）即"阴平阳秘，精神乃治，阴阳离决，精气乃绝。"（《素问·生气通天论》）而喜怒不节，或寒暑过度，人体气血逆乱，阴阳失调，则变生百病。"余知百病生于气也。怒则气上，喜则气缓，悲则气消，恐则气下，寒则气收，炅则气泄，惊则气乱，劳则气耗，思则气结。"（《素问·举痛论》）

对于疾病的调节，"虚则补之，实则泻之"，"不足为补，有余为泻"，"谨察阴阳之所在，以平为期"（《素问·至真要大论》）。《素问·六元正纪大论》所说："木郁达之，火郁发之，土郁夺之，金郁泄之，水郁折之。"也是顺势治疗，调理平衡的重要治则。

四、崇阴贵柔思想对中医学的影响

崇阴思想源于古代母系氏族社会的生殖崇拜，并由此崇拜产生万物的水。如《管子·水地》认为："水者，何也？万物之本原也，诸生之宗室也。"《淮南子·原道训》说："万物弗得不生，百事不得不成。"《道德经·第八章》说："上善若水。""水善利万物而不争，处众人之所恶，故几于道。"

据研究，《易》有三个版本：《连山易》《归藏易》和《周易》，其中《连山易》属夏易，《归藏易》属商易，二者皆已失传。有专家认为老子的学术思想可能受《归藏易》的影响。《周易》讨论阴阳对立统一关系，重视"阳刚"的主导地位，以乾卦为首卦；而《归藏易》则相反，注重"阴柔"的作用，以坤卦为首卦。故有贵柔尊阴、自然无为、致虚守静的学术思想。

道家的崇阴思想对中医学的滋阴理论的产生与构建发挥了重要作用，中医学中的"肾藏精，为先天之本"，脏为阴，腑为阳，"人以五脏为本"，以及节欲固精，保养阴气等理论与养生方法，皆是受道家思想影响的结果。

（一）肾为先天之本

肾主藏精，为五脏之一，其性主蛰，为阴中之太阴，对应北方、黑色、水等，与道相似，故"肾为先天之本"。《素问·金匮真言论》说："北方黑色，入通于肾，开窍于二阴，藏精于肾，故病在溪。其味咸，其类水，其畜彘，其谷豆，其应四时，上为辰星。是以知病之在骨也。其音羽，其数六，其臭腐。"《素问·灵兰秘典论》则认为："肾者，作强之官，伎巧出焉。"

《素问·六节藏象论》云："肾者，主蛰，封藏之本，精之处也，其华在发，其充在骨，为阴中之少阴，通于冬气。"《素问·上古天真论》说："肾者主水，受五脏六腑之精而藏之。"指出肾脏可贮藏精气，主司生殖，肾精充足、生殖力强，故为先天之本。

李中梓在《医宗必读·医论图说》中说："肾为脏腑之本，十二脉之根，呼吸之本，三焦之源，而人资之以为始也。故曰先天之本在肾。"明代张介宾认为肾即命门，命门为元气之根，为水火之宅，具有温煦滋养五脏六腑阴阳的作用，"五脏之阴气，非此不能滋，五脏之阳气，非此不能发"（《景岳全书·传忠录》）。

（二）五脏中心论

《黄帝内经》受道家崇阴思想的影响，认为阴阳协调，至关重要。"阳为之主，阴为之正。""阴在内，阳之守也；阳在外，阴之使也。"（《素问·阴阳应象大论》）"阴者藏精而起亟也，阳者卫外而为固也。"（《素问·生气通天论》）

《黄帝内经》认为：人体内在脏腑功能不同，作用也不相同。五脏主藏精气，为主；六腑传化水谷，为辅，由此提出了详脏略腑的五脏中心论。《素问·脉要精微论》说："五脏者，中之守也……五脏者，身之强也。"《黄帝内经》生理上常常以脏代腑，详脏略腑，临床上亦常常腑虚者治脏，脏实者泻其腑。如以肾气丸补肾益气，治疗膀胱虚寒、小便失禁；以归脾汤或补中益气汤健脾益气，治疗胃虚腹胀、胃下垂症。

（三）固精护肾论

阴气具有宁静、抑制、收藏的作用，阴盛之处，则生长缓慢，寿命较长。如《淮南子·地形论》说："暑气多夭，寒气多寿。"《素问·五常政大论》说："阴之所奉其人寿，阳之所奉其人夭。"

朱丹溪在《格致余论》中明确提出了"阳常有余，阴常不足"的学术论点。具体表现为以下几点。一是固护五脏，顺应四时，调和情志，维持五脏气血平和，如《灵枢·本神》说："五脏者，主藏精者也，不可伤。伤则失守而阴虚，阴虚则无气。"二是固护先天之本。由于先天之本在肾，肾主藏精。而"阴气者，静则神藏，躁则消亡"。因此，应当注意静心安神，"恬惔虚无，真气从之"，"美其食。任其服，乐其俗"（《素问·上古天真论》）。"春夏养阳，秋冬养阴，以从其根"（《素问·四气调神大论》）。若年老体衰或肾气不足者，可根据具体情况进行调治，适当选用滋阴补肾或温阳散寒之品，如六味地黄丸、杞菊地黄丸、金匮肾气丸等。

综上所述，道家以其"道法自然""无为而治""崇阴贵柔"等思想，深深影响着中医学，对于中医理论的构建发挥了重要作用，并且一直有效地指导着中医学的养生防病及临床实践。

【思考题】

1.道的内涵有哪些？如何理解道法自然？

2.无为而治的具体要求有哪些？

3.崇阴贵柔思想对中医学的影响有哪些？

4.如何根据道家思想进行养生防病？

【经典文献选段】

1.《道德经》

道可道，非常道。名可名，非常名。无名天地之始；有名万物之母。故常无，欲以观其妙；常有，欲以观其徼。此两者，同出而异名，同谓之玄。玄之又玄，众妙之门。（第一章）

天下皆知美之为美，斯恶已。皆知善之为善，斯不善已。有无相生，难易相成，长短相形，高下相盈，音声相和，前后相随恒也。是以圣人处无为之事，行不言之教。（第二章）

上善若水，水善利万物而不争，处众人之所恶，故几于道。（第八章）

载营魄抱一，能无离乎？专气致柔，能如婴儿乎？（第十章）

致虚极，守静笃。万物并作，吾以观复。夫物芸芸，各复归其根。归根曰静，静曰复命。复命曰常，知常曰明，不知常，妄作凶。知常容，容乃公，公乃全，全乃天，天乃道，道乃久，没身不殆。（第十六章）

大道废，有仁义；智慧出，有大伪；六亲不和，有孝慈；国家昏乱，有忠臣。（第十八章）

见素抱朴，少思寡欲，绝学无忧。（第十九章）

孔德之容，惟道是从。道之为物，惟恍惟惚。惚兮恍兮，其中有象；恍兮惚兮，其中有物。窈兮冥兮，其中有精；其精甚真，其中有信。（第二十一章）

曲则全，枉则直，洼则盈，敝则新，少则得，多则惑。是以圣人抱一为天下式……夫唯不争，故天下莫能与之争。（第二十二章）

有物混成，先天地生。寂兮寥兮，独立而不改，周行而不殆，可以为天地母。吾不知其名，强字之曰道，强为之名曰大……人法地，地法天，天法道，道法自然。（第二十五章）

知其雄，守其雌，为天下溪。为天下溪，常德不离，复归于婴儿。知其荣，守其辱，为天下谷。为天下谷，常德乃足。（第二十八章）

知人者智，自知者明。胜人者有力，自胜者强，知足者富。强行者有志。不失其所者久。死而不亡者寿。（第三十三章）

将欲歙之，必故张之；将欲弱之，必故强之；将欲废之，必故兴之；将欲取之，必故与之。（第三十六章）

道常无为而无不为。侯王若能守之，万物将自化。（第三十七章）

反者道之动；弱者道之用。天下万物生于有，有生于无。（第四十章）

上士闻道，勤而行之；中士闻道，若存若亡；下士闻道，大笑之，不笑不足以为道。（第四十一章）

道生一，一生二，二生三，三生万物。万物负阴而抱阳，冲气以为和。（第四十二章）

祸莫大于不知足，咎莫大于欲得。故知足之足，常足矣。（第四十六章）

为学日益，为道日损，损之又损，以至于无为。无为而无不为。取天下常以无事，及其有事，不足以取天下。（第四十八章）

我无为，而民自化，我好静，而民自正；我无事，而民自富；我无欲，而民自朴。（第五十七章）

祸兮福之所倚，福兮祸之所伏。（第五十八章）

治大国，若烹小鲜。（第六十章）

其安易持，其未兆易谋。其脆易泮，其微易散。为之于未有，治之于未乱。合抱之木，生于毫末；九层之台，起于累土；千里之行，始于足下。（第六十一章）

江海之所以能为百谷王者，以其善下之，故能为百谷王。（第六十六章）

我有三宝，持而保之。一曰慈，二曰俭，三曰不敢为天下先。（第六十七章）

知不知，尚矣；不知知，病也。圣人不病，以其病病。夫唯病病，是以不病。（第七十一章）

天之道，不争而善胜……天网恢恢，疏而不失。（第七十三章）

人之生也柔弱，其死也坚强。草木之生也柔脆，其死也枯槁。故坚强者死之徒，柔弱者生之徒。是以兵强则灭，木强则折。（第七十六章）

天之道，其犹张弓软。高者抑之，下者举之，有余者损之，不足者补之。天之道，损有余而补不足。人之道，则不然，损不足以奉有余。（第七十七章）

天下莫柔弱于水，而攻坚强者莫之能胜，以其无以易之。（第七十八章）

小国寡民。使有什伯之器而不用；使民重死而不远徙……甘其食，美其服，安其居，乐其俗。邻国相望，鸡犬之声相闻，民至老死不相往来。（第八十章）

信言不美，美言不信。善者不辩，辩者不善。知者不博，博者不知。圣人不积，既以为人己愈有，既以与人己愈多。天之道，利而不害；圣人之道，为而不争。（第八十一章）

2.《庄子》

（1）《庄子·内篇·逍遥游》

北冥有鱼，其名为鲲。鲲之大，不知其几千里也。化而为鸟，其名为鹏。鹏之背，不知其几千里也。怒而飞，其翼若垂天之云。是鸟也，海运则将徙于南冥。南冥者，天池也。

且夫水之积也不厚，则其负大舟也无力。覆杯水于坳堂之上，则芥为之舟。置杯焉则胶，水浅而舟大也。风之积也不厚，则其负大翼也无力。故九万里则风斯在下矣，而后乃今培风；背负青天而莫之夭阏者，而后乃今将图南。

蜩与学鸠笑之曰："我决起而飞，抢榆枋而止，时则不至，而控于地而已矣，奚以之九万里而南为？"适莽苍者，三餐而反，腹犹果然；适百里者，宿舂粮；适千里者，三月聚粮。之二虫又何知！

小知不及大知，小年不及大年。奚以知其然也？朝菌不知晦朔，蟪蛄不知春秋，此小年也。楚之南有冥灵者，以五百岁为春，五百岁为秋；上古有大椿者，以八千岁为春，八千岁为秋，此大年也。而彭祖乃今以久特闻，众人匹之，不亦悲乎！

（2）《庄子·内篇·养生主》

吾生也有涯，而知也无涯。以有涯随无涯，殆已！已而为知者，殆而已矣！为善无近名，为恶无近刑，缘督以为经，可以保身，可以全生，可以养亲，可以尽年。

庖丁为文惠君解牛，手之所触，肩之所倚，足之所履，膝之所踦，砉然响然，奏刀騞然，莫不中音。合于《桑林》之舞，乃中《经首》之会。

文惠君曰："嘻，善哉！技盖至此乎？"

庖丁释刀对曰："臣之所好者道也，进乎技矣。始臣之解牛之时，所见无非全牛者；三年之后，未尝见全牛也；方今之时，臣以神遇而不以目视，官知止而神欲行。依乎天理，批大郤，导大窾，因其固然。技经肯綮之未尝，而况大軱乎！良庖岁更刀，割也；族庖月更刀，折也；今臣之刀十九年矣，所解数千牛矣，而刀刃若新发于硎。彼节者有间而刀刃者无厚，以无厚入有间，恢恢乎其于游刃必有余地矣。是以十九年而刀刃若新发于硎。虽然，每至于族，吾见其难为，怵然为戒，视为止，行为迟，动刀甚微，謋然已解，如土委地。提刀而立，为之而四顾，为之踌躇满志，善刀而藏之。"

文惠君曰："善哉！吾闻庖丁之言，得养生焉。"

（3）《庄子·外篇·达生》

达生之情者，不务生之所无以为；达命之情者，不务知之所无奈何。养形必先之以物，物有余而形不养者有之矣；有生必先无离形，形不离而生亡者有之矣。生之来不能却，其去不能止。悲夫！世之人以为养形足以存生；而养形果不足以存生，则世奚足为哉！虽不足为而不可不为者，其为不免矣。

夫欲免为形者，莫如弃世。弃世则无累，无累则正平，正平则与彼更生，更生则几矣。事奚足弃则生奚足遗？弃世则形不劳，遗生则精不亏。夫形全精复，与天为一。天地者，万物之父母也，合则成体，散则成始。形精不亏，是谓能移；精而又精，反以相天。

第三章　儒家思想与中医学 ▷▷▷▷

　　儒家思想是先秦诸子百家学说之一，它是以人文文化为中心的，关于礼、乐、文教、刑政的学术思想。在中国文明经历了夏、商、周近 1700 年之后，儒家思想成为中国传统文化的主体和核心，对中华民族精神以及中医学的形成和发展均产生了非常深远的影响。

第一节　儒学概说

一、"儒"字溯源

　　"儒"是一个合体字，由左边的单立人和右边的需字根组成。在汉字中，带有需字根的字如糯、懦、蠕、濡、蕦等。糯，指的是一种又软又黏的米；懦，是说人的性格很软弱；蠕，是指一种身体很柔软的虫子。由上的举例可知，汉字中的"需"字的基本内涵大多包含柔、软的意思。

　　甲骨文专家徐中舒教授在《甲骨文中所见的儒》一文中释读了甲骨文中的"需"字，建立了从甲骨文到现代汉字的字形演变的完整链条，认为"需"是儒的本字。

　　在古代，"需"的读音在《集韵》《正韵》里的注解是"音耎，软也"。东汉时期的大经学家许慎在《说文解字》一书中这样解释："儒者，柔也，术士之称。从人，需声。"术士相当于后世的道士、和尚、神甫一类的人物。中国历来重视死的观念与丧葬礼仪，早在殷商时期，这种广泛的社会需求使一些人精通当地的丧葬礼仪习惯，专门来负责办理丧葬事务，进而形成了一种职业。奴隶主贵族豢养着"儒"这样的一批术士，专门给奴隶主贵族祭祖、事神、办丧事、当司仪。

　　胡适在《说儒》中提出："周初的儒都是殷人，都是殷的遗民，他们穿戴殷的古衣冠，习行殷的古礼。"胡适认为商朝无儒，周初那些自觉保留了殷商文明的前朝遗民才能够被称为儒。其中一部分殷人在亡国之后，沦落为执丧礼者，而周人对殷商遗民比较蔑视，最典型的一个例子是他们经常拿宋国开玩笑，说守株待兔的就是宋国人，于是儒就成为周朝社会对有此类文化的术士的蔑称，这种文化只能以柔弱之势存在。著名学者章太炎在《国故论衡》中提出了"儒者，术士也""儒之名盖出于需。需者，云上于天，而儒亦知天文，识旱潦"。认为"儒"是指一种以宗教为生的职业，负责治丧、祭神等各种宗教仪式，"儒本求雨之师，故衍化为术士之称"。

　　综上所述，儒是指从事特殊职业的人，也就是专门负责办理丧葬事务的神职人员。

这种职业在当时社会地位低微，收入也少，他们既没有固定的财产和收入，仰人鼻息，因此就形成了比较柔弱的性格，这就是儒的本意，即柔，还有他们职业的原初性质，即术士。

二、儒家

儒家是先秦诸子百家之一，是春秋末期著名的思想家、教育家、政治家孔子所创立的学术流派。孔子名丘，字仲尼，春秋时期鲁国陬邑（今山东曲阜）人。司马迁在《史记·孔子世家》中对孔子的评价是："自天子王侯，中国言六艺者折中于夫子。可谓至圣矣！"韩非子在《显学》中说："儒之所至，孔丘也。"东汉高诱注释《淮南子·要略》中说："儒，孔子道也。"高诱认为，儒家就是孔子的学问。刘歆的《七略》更是认为："儒家者流……游文于六经之中，留意于仁义之际，祖述尧舜，宪章文武，宗师仲尼，以重其言。"因此，自孔子后，儒的含义发生了根本性的转化，它渐渐地脱离了丧葬礼仪术士的范畴，而是开始形成了一个以孔子为宗师的学派。据郭沫若先生考证，儒家这一称号的由来，是墨家对孔子这一学派的称呼。

先秦时期，儒家和诸子百家地位平等，但在秦始皇"焚书坑儒"，使儒家遭受了重创。汉武帝为了维护封建专制统治，听从了董仲舒"罢黜百家，独尊儒术"的建议，使儒家又重新复兴起来。儒家创立的宗旨是"修身、齐家、治国、平天下"，其主要代表人物是孔子、孟子、荀子、董仲舒、程颐、朱熹、陆守仁、王阳明等。庄子的后学曾这样评论儒家："性服忠信，身行仁义，饰礼乐，选人伦，以上忠于世主，下以化于齐民，将以利天下。"（《庄子·渔父》）可同样是受教于孔子而从事《诗》《书》《礼》《乐》之学的"儒士"，他们相互之间也存在着差别。如孔子曾告诫他最得意的学生子夏"女为君子儒，无为小人儒"（《论语·雍也》），意思是说要当就当"君子儒"，千万不要当"小人儒"。

在孔子看来，君子儒与小人儒有以下区别。"君子周而不比，小人比而不周。"（《论语·为政》）"君子坦荡荡，小人长戚戚。"（《论语·述而》）"君子成人之美，不成人之恶。小人反是。"（《论语·颜渊》）"君子求诸己，小人求诸人。"（《论语·卫灵公》）"君子不可小知而可大受也，小人不可大受而可小知也。"（《论语·卫灵公》）

后世诸多学者对"君子儒"与"小人儒"进行了不同的注解。如西汉孔安国注曰："君子为儒，将以明道。小人为儒，则矜其名。"北宋邢昺在《论语注疏》中提出："人博学先王之道，以润其身者，皆谓之儒，但君子则将以明道，小人则矜其才名。"这里把"小人儒"解读为自夸为儒以博取名利的小人，杨伯峻在《论语译注》中认为"小人儒"属无德小人。

据北宋李廌《师友谈记》所载，苏辙认为"孔子曰：'文武之道，未坠于地，在人。贤者识其大者，不贤者识其小者。'又曰：'女为君子儒，无为小人儒。'又曰：'君子上达，小人下达。'又曰：'管仲之器小哉。'又曰：'小人哉，樊须也。'又曰：'硁硁然，小人哉。'所谓小人者，非世俗所谓无礼无义、不仁不智之小人也。以其所知、所能行皆小者、近者，非大者、远者。"

南宋朱熹在《论语集注》中注引程颐和谢良佐之说，把"女为君子儒，无为小人儒"与《论语》的"古之学者为己，今之学者为人"同义利、公私、天理、人欲联系起来。朱熹赞同把"君子儒"与"小人儒"分别看作君子与小人在儒学学问上的"得于己"与"见知于人"的对立，并认为"小人儒"不是以儒学立身，而只是以儒学之名欺人，将"小人儒"解为以儒学之名欺人的无德小人。

在陆九渊看来，《论语》中所谓"小人儒"与"硁硁然小人哉"中的"小人"一样，都是"学不至道""不能终从其大体"，而并非无德小人，完全不同于不讲仁义道德、"气质乖戾，奸憸凶恶"之小人。他认为："夫子曰：'汝为君子儒，无为小人儒。'古之所谓小人儒者，亦不过依据末节细行以自律，未至如今人有如许浮论虚说谬悠无根之甚，夫子犹以为门人之戒，又况如今日谬悠无根而可安乎？"

明代湛若水将儒分上儒、中儒、下儒。"何谓上儒？终日乾乾，与天偕行，古之人有行之者，颜子矣。何谓中儒？敬直义方，行地无疆，古之人有行之者，闵冉雍开矣。何谓下儒？必信必果硁硁如也，古之人有行之者，申枨矣。今之上儒，古之下儒也。孔子云：'女为君子儒，无为小人儒。'"在湛若水看来，"小人儒"与"硁硁然小人哉"中的"小人"皆为"下儒"。明末刘宗周说："儒一也，而有君子、小人之不同。君子儒者真儒也，小人儒者伪儒也。儒无不君子，而不能不盗于小人。以小人之心盗君子之学，并其儒而小人矣。此学术诚伪之辨也。"钱穆在《论语新解》中解"小人儒"时说："推孔子之所谓小人儒者，不出两义：一则溺情典籍，而心忘世道。一则专务章句训诂，而忽于义理。子夏之学，或谨密有余，而宏大不足，然终可免于小人儒之讥。而孔子之善为教育，亦即此可见。"李泽厚在《论语今读》中则进一步把"小人儒"中的"小人"解读为老百姓。

以上是各家对"君子儒"和"小人儒"不同的理解和论述。概言之，"君子儒"就是那些有道德、有理想，德才双馨，专心修己的雅儒；"小人儒"是指没有远大见识，只追求名利，贪图享乐的俗儒。在实践中完善自己的道德追求和学问修养，成为一名真正的君子儒，这或许就是孔子留给当今知识分子的深刻启示。

三、儒学

儒学亦称孔学，是孔子所创立、孟子所发展、荀子所集其大成，之后延绵不断，至今仍有旺盛生命力的学术思想。孔门学问在战国时期已发展成一个影响较大的学派，所以又被称为"显学"。

（一）儒学十三经的形成

从西汉到南宋，有十三种儒学文献逐渐取得了"经"的地位，形成了儒学"十三经"。儒学十三经作为儒家文化的经典，其地位之尊崇、影响之深广，是其他任何典籍所无法比拟的。

春秋战国时期，孔子删《诗》《书》，定《礼》《乐》，赞《周易》，修《春秋》，是为儒学经典，后称"六经"。因为《诗》《书》《礼》《乐》《易》《春秋》都是西周以前的古籍，孔子借删定之名，以述为作，寄托了他"祖述尧舜，宪章文武"的政治理想，从而奠定了儒家文化的理论基础。但至汉朝时《乐经》失传，其余五经传承良好，所以在汉武帝时期出现了"五经"之说。汉朝后期又增加了《论语》《孝经》两本书，并称为"七经"。唐代设三《礼》，即《周礼》《仪礼》《礼记》；三《传》，即《左传》《公羊传》《谷梁传》，连同《诗经》《尚书》《周易》，共九本，就有了"九经"之说。唐文宗时，在九经之外又加入汉代已列入"经"的《论语》和《孝经》，增补《尔雅》，这样就成了"十二经"。宋仁宗时期，又增加《孟子》，形成了儒学"十三经"。

儒学十三经中，《诗》《书》《礼》《易》《春秋》称之为"经"，地位最高；而《左传》《公羊传》《谷梁传》属于《春秋》的"传"，《礼记》《孝经》《论语》《孟子》这四部为"记"。传和记的地位次之于经，《尔雅》则是汉代经师的训诂之作，地位最次。儒家十三经定型后，已形成了完整的体系和庞大的规模，学问非常深广，可谓上天入地，形成了封建社会具有特殊地位的"十三经"。最高统治者不但从中寻找治国平天下的方针大计，而且对臣民思想的规范、伦理道德的确立、民风民俗的导向，也无一不依从于儒家经典。

（二）儒学的发展演变

儒学的发展随着时代的变迁而不断演进。

1. 先秦儒学

先秦儒学的代表人物是孔子、孟子和荀子。孔子是儒家思想的创始人，《吕氏春秋·不二》认为"孔子贵仁"，"义"与"礼"为两翼。仁、义、礼相辅相成，形成稳定的逻辑结构，建构了儒家思想的主体框架。孟子继承了孔子"仁"的思想，进而提出了人性本善的理论，人性善就是仁、义、礼、智和恻隐、羞恶、恭敬、是非"四心"。"乃若其情，则可以为善矣，乃所谓善也。若夫为不善，非才之罪也。恻隐之心人皆有之；羞恶之心人皆有之；恭敬之心人皆有之；是非之心人皆有之。恻隐之心仁也；羞恶之心义也；恭敬之心礼也；是非之心智也。仁、义、礼、智，非由外铄我也，我固有之也，弗思耳矣"。（《孟子·告子上》）

北宋"二程"（程颢和程颐）这样评价："孟子有功于圣门不可言。如仲尼只说一个仁字，孟子开口便说仁义。仲尼只说一个志字，孟子便说许多养气出来。只此二字，其功甚多。"荀子继承了孔子的人性思想，特别是"习相远"的观点，强调学习的重要性，把学习看成是区分人与禽兽的标志："故学数有终，若其义则不可须臾舍也。为之，人也；舍之，禽兽也。"（《荀子·劝学》）荀子专著《性恶》一文，循环反复地论证"人之性恶，其善者伪也"的观点。

孔子、孟子和荀子共同奠定了儒学的文化基础，深远地影响传统社会和中华民族的发展进步。

2. 两汉经学

经学是指中国古代研究儒家经典，解释其字面意义、阐明其蕴含义理的学问。经学是中国古代学术的主体，仅《四库全书》经部就收录了经学著作 1773 部、20427 卷。经学蕴藏了丰富而深刻的思想，保存了大量珍贵的史料，是儒学的核心组成部分。

经学产生于西汉，分为今文经学和古文经学。由于秦始皇的焚书坑儒，大量先秦典籍丢失。汉武帝即位后，为了加强中央集权统治和适应大一统的政治局面，开始"罢黜百家、独尊儒术"，设五经博士，将儒家学说以当时通行的隶书记录成文，称今文经。今文经学的特点是以训诂章句为手段，阐发说明孔子的思想，继承和发扬儒家学说。今文经学以《春秋》为孔子为万世立法的"元经"，其主流就是"春秋公羊学"。公羊学即为《春秋公羊传》里所阐发的微言大义，主要是三科九旨，包括存三统、张三世、异外内、大一统、大居正、大复仇、更化改制等，为大一统政治提供了完整的理论体系，在汉朝政治中始终处于主导地位。

汉武帝末年，鲁恭王刘余破坏孔子之宅，在墙壁中得到用古代篆文写成的《礼记》《尚书》《春秋》《论语》《孝经》等，谓之古文经。今文经与古文经两种经书不只是书写字体不同，在字句、篇章、解释及所记古代制度、人物评价等方面也存在很多分歧。今文经学认为孔子是"为汉制法"的"素王"，而古文经学认为孔子只是古典文献的整理保存者，是一位"述而不作，信而好古"的先师；今文经学认为六经都是孔子所作，是孔子政治思想所托，而古文经学则认为六经是对上古文化典章制度与圣君贤相政治格言的记录；今文经学注重微言大义，古文经学注重对经文本义的理解和典章制度的阐明。由于所主张的经学不同，汉代儒家学者形成了今文学派和古文学派，彼此各守家法，专门授受，不能相通。

3. 隋唐义疏之学

义疏是古书的注释体制之一，其内容是疏通原书和旧注的文意，阐述原书的思想，或广罗材料，对旧注进行考核，补充辨证。自魏晋以来，玄学家崇尚剖析名理的玄谈之风盛行，这种风气直接影响了南朝儒生的治经方式，形成了南学与北学的分野。南朝的经学逐渐偏重于经典义理的阐释，而北朝儒生偏重于章句的训诂。隋统一南北后，随着南北文化的交流，南朝及北朝后期诸儒都转向了"义疏"的训诂体式。"义疏"之学不重原经文，主要对旧注进行阐发和诠释。据《隋书·经籍志》所载，仅魏晋南北朝的义疏著作就已经更仆难数，如梁武帝著《周易义疏》《孝经义疏》，沈重的《毛诗义疏》《周官礼义疏》，皇侃的《论语义疏》《礼记义疏》，何晏的《老子讲疏》，萧子显的《孝经义疏》等，但流传至今的只有皇侃的《论语义疏》。

在唐初大一统的背景下，孔颖达奉唐太宗之命兼采南北，针对当时"儒学多门，章句繁杂"所造成的思想混乱，加以折衷，编撰《五经正义》，以"疏不破注"为原则，采取破除门户、兼收并蓄的方法注释经文，这不但标志着南北经学的统一，而且也使唐初经学的统一达到了空前的局面。汉魏以来纷杂的师说被一扫而空，经学史上由来已久的宗派门户之争，如今古文之争、郑王学之争，以及南北学之争，也都随之结束。范文澜先生曾这样评价唐太宗统一《五经》文字及义疏："对儒学的影响，与汉武帝罢黜百家独尊儒学有同样重大的意义。"

4. 宋明理学

宋明理学是以理为基本概念的新儒学，亦称"道学"，由儒、释、道相互融合而产生，其原旨是对汉唐以来章句注疏之学和笃守师说的反动，是宋明时代占主导地位的儒家哲学思想体系。汉儒治经偏重名物训诂，唐儒治经上承汉儒，宋儒大破汉唐的"传注"之风，以"舍传求经"到"疑经改经"，松动了思想界的重压，形成各家异说、学派涌现的新格局，对中国的社会政治、文化教育以及伦理道德都产生了深远影响。

宋明理学有广义、狭义之分。广义理学就是指宋明以来形成、占主导地位的儒家哲学思想体系，包括以下两方面。①在宋代占统治地位的以洛学为主干的道学，至南宋朱熹达顶峰的以"理"为最高范畴的思想体系，后来习惯用"理学"指称其思想体系。②在宋代产生而在明代中后期占主导地位的，以"心"为最高范畴的思想体系，陆九渊、王守仁为代表的"心学"。狭义理学则专指程朱理学。

宋明理学以儒学的伦理道德本位为基本原则，又吸收了佛、道的思维方式和思辨方法，重新建构了儒家学术思想的理论体系，使传统儒学在内容和形式上得到了进一步完善，成为一种哲学化的儒学。

理学开山之祖周敦颐的著作《太极图说》是将佛、道、儒三教融合为一的代表作。程颢、程颐主张"性即理"，强调"天理"与"人欲"的对立，并通过内心的修养功夫"窒欲"，以恢复天理，这明显是受佛教心性论和禅宗修持方法的影响。朱熹是理学集大成者，是竭力排斥佛教的一个人物，但是在他的哲学思想无论从本体论、认识论到修持方法，无不有着佛教的烙印，有人说他是"阳儒阴释""表儒里释"，他自己也感叹说：佛教的"克己"，"往往我儒所不及"（《朱熹语录》）。王阳明是心学的主要代表，他的"良知"道德本体论及"致良知"的修养方法与禅学的佛性论及修持方法有着很多相通之处。

5. 清代朴学

朴学是清代乾隆、嘉庆年间出现的一种以考据为主要治学内容的学术思潮，这种学术文风朴实简洁，重证据轻义理，故称为朴学。朴学采用的是汉儒训诂考订的方法治学，所以又称之为"汉学"或"考据学"。

朴学是在对理学的批判和总结基础上形成的。明末之儒厌倦宋儒末流的空疏，便复求于古，以汉儒的朴实学风，反对宋儒空谈义理，形成了寻古求实的朴学。因其盛行于清代乾隆、嘉庆两朝，好尚相同，自成体系，故又称为"乾嘉学派"。代表人物有顾炎武、黄宗羲、惠栋、戴震等。

顾炎武，初名绛，字忠清，江苏昆山人，是清代朴学的开山之祖，与黄宗羲、王夫之并称清初三大儒。他一生提倡"国家兴亡，匹夫有责"，强调做学问必须先立人格，"礼义廉耻，是谓四维"，以"行己有耻""博学于文"作为学问的宗旨，治经重考据，强调经世致用，提出以实学代替理学的主张，其诗文沉郁苍凉，有强烈的爱国精神，著有《亭林文集》《亭林诗集》《天下郡国利病书》100卷及《肇域志》《日知录》《音学五书》《金石文字记》等。

黄宗羲，字太冲，号南雷，余姚（今属浙江）人。黄宗羲一生著述多至50余种，300多卷，其中最为重要的有《明儒学案》《宋元学案》《明夷待访录》《孟子师说》等。他在《明夷待访录》的"原法"篇中，提出了一种极具体系性的法理论，可归结为三个重要命题。命题一是"天下之治乱系于法之存亡"，在儒家经典的"天下治乱"问题和

"法"之间建立了根本性关联，构成了儒家思想的一个重大内在转向。命题二是"天下之法"和"一家之法"的对比，涉及后世法理学经典的"法性质"问题。命题三是"有治法而后有治人"，逆转了儒家的传统观点。这三个命题的结合，不仅重述了一种儒家法律理论，更产生了一种儒家版本的法治理论，具有重大的理论突破意义。

6. 近代儒学

鸦片战争以后，中国面临空前的民族危机。康有为复兴今文经学，章炳麟重振古文经学，形成今古文之争的最后波澜。"五四运动"更开辟了中国思想学术的新局面，但儒学的正统地位受到了非常大的冲击。改革开放以来，伴随着经济的飞速发展和综合国力的显著增强，我国实现了从站起来、富起来到强起来的历史性飞跃，中华民族重新有了文化自信，儒学再一次复兴，并不断地创新与发展。如今，儒学不仅在中国大陆、香港、台湾，而且在东南亚及世界各地均有广泛的传播和发展，形成了一个巨大的儒学文化圈。孔子学说现已走向世界五大洲。各国孔子学院的建立，正是儒学"四海之内皆兄弟""和而不同""君子以文会友，以友辅仁"思想的现实实践。

作为中华优秀传统文化的核心，儒学在新时代应当肩负新使命，为中华民族的伟大复兴提供文化支撑，为人类第二次文艺复兴做出贡献，为构建人类命运共同体夯实学理基础。

四、儒教

"儒教"一词首先出现于《史记·游侠列传》："鲁人皆以儒教，而朱家用侠闻。"两汉时期出现了一股把儒学宗教化的倾向，董仲舒和当时流传的纬书把"天"描绘成儒学中至高无上的神。董仲舒说"天者，百神之大君也"（《春秋繁露·郊祭》），竭力宣扬天是有意志的、能与人相感应的，而王者是"承天意以从事"的等等一整套宗教神学理论。孔子是儒学的创始人，在不断地被尊崇中，孔子从一个现实生活中真实、洒脱的人，逐渐演变为至高无上的圣人、读书人顶礼膜拜的偶像，自然也就成了儒教的教主。为了神化教主，当时流传的大量纬书不仅把孔子说成是神的儿子，而且把他的相貌也描绘成与一般凡人极不相同的模样。同样，为儒家所推崇的历代圣人，如尧、舜、禹、汤、文王、武王、周公等，在纬书中也统统被装扮成了与众不同的神。

秦汉以来逐步完备的儒家礼仪制度，也为儒学的宗教化提供了仪式上的条件。从两汉儒学发展的历史看，儒学的宗教化与儒学的政治制度化密切相关，二者是同步进行的，前者是为了使后者得以成立和巩固服务的。汉武帝利用政治权利把孔子学说宗教化，定儒教于一尊。汉灵帝诏令诸儒，正定五经，刊于石碑，为古文、篆书、隶书三体书法以相参检，树之学门，使天下咸取则焉。《后汉书·儒林传序》正式把儒教定为国教，五经成为国家法典以及中华法系的法理基础，以春秋决狱。汉代末年，儒者蔡邕正式使用作为名词的儒教，他说："太尉公承凤绪，世笃儒教，以《欧阳尚书》《京氏易》诲受四方。学者自远而至，盖逾三千。"这里的儒教，就是指儒者们所从事的"教"。

教，就是教育、教化，是指借助神祇对广大民众进行教育教化，即"神道设教"。

儒教圣经《周易》说："圣人以神道设教，而天下服矣。"(《周易·观·象》)儒教自此开始广泛传播。隋唐时期"佛""道""儒"并称为三教，此后，三教出现合一的趋势。唐朝制定的《开元礼》成为后代礼仪制度的模范，对如何祭天、祭祖、祭孔，都做了详细的、具有法典意义的规定。在封建政权的支持下，儒教体系完成于宋代，它以中国封建伦理的"三纲""五常"为中心，吸收了佛教、道教的宗教思想和修养方法。

信奉"天地君亲师""君亲"是中国封建宗法制度的核心，"天地"是君权神授的神学依据，"师"相当于解释经典、代天地君亲之言的神职人员。四书五经是儒教的经典，祭天、祭孔、祭祖是规定的宗教仪式，以古代官僚机构为组织，以天坛、宗庙、孔庙、泰山为祭祀场所。儿童开始读书认字，接受儒教的教育时候，要对孔子的牌位行跪拜礼。从中央到地方，各州府县建立孔庙(又称文庙、夫子庙、学宫等)作为儒生定期聚会朝拜的场所。儒教体系经过汉魏谶纬神学、宋明道德神学，随着清王朝的没落开始崩塌。

儒家、儒学、儒教这三者之间既有联系也有区别。儒学作为一种学说，儒家作为一个阶层，儒教作为一种信仰，均对中国文化的发展起了决定性的作用。中华文化的深层观念，无不打着儒家思想的烙印。儒家文化作为中华传统文化的主干，对中国历史的进程产生了久远而重要的影响。中医学以其切合民生日用的特性，与兵、农、艺一起，被列为中国四大实用文化之一，其形成和发展自然也受到了儒家文化的深刻影响，同时也丰富了儒家文化，他们的同源异流、交融互通，体现在业医事儒者的交融、对人类生存的恒常状态和自然状态关注、以"仁"为核心的价值观和以"中"为常道的思维方法等方面。这些思想都对以人为研究目标的中医学产生了积极影响。

第二节　儒家的主要思想

儒家思想是指儒家学派的学术思想，产生于春秋战国之际，其内涵丰富，以孔孟之学，包括孔子删修及学生整理的四书五经为其学术代表，是在总结、概括和继承夏、商、周三代"尊尊亲亲"传统文化的基础上，逐步形成的一个完整的思想体系。儒家思想随着时代的变迁而不断演进。孔子于春秋末期创立儒家学派，提出"克己复礼""仁者爱人"等一整套对后世产生巨大影响的政治伦理思想体系。

一、儒家八派

儒家八派是战国时期儒家内部分化而形成的八个学派，即《韩非子·显学》中所说的"自孔子之死也，有子张之儒，有子思之儒，有颜氏之儒，有孟氏之儒，有漆雕氏之儒，有仲良氏之儒，有孙氏之儒，有乐正氏之儒"。陶渊明在《圣贤群辅录》中则进一步对八儒进行了划分："夫子没后，散于天下，设于中国，成百氏之源，为纲纪之儒。居环堵之室，荜门圭窦，瓮牖绳枢，并日而食，以道自居者，有道之儒，子思氏之所行也。衣冠中，动作顺，大让如慢，小让如伪者，子张氏之所行也。颜氏传诗为道，为讽谏之儒。孟氏传书为道，为疏通致远之儒。漆雕氏传礼为道，为恭俭庄敬之儒。仲梁氏传乐为道，以和阴阳，为移风易俗之儒。乐正氏传春秋为道，为属辞比事之儒。公孙氏传易为道，为洁净精微之儒。"

1. 子张之儒

子张姓颛孙，名师，字子张，是孔子晚年的弟子，与子夏、子游齐名。子张勤学好问，经常与孔子讨论各种问题。主张"士见危致命，见得思义，祭思敬，丧思哀"（《论语·子张》），明确反对"执德不弘，信道不笃""言不忠信，行不笃敬"（《论语·子张》）的人和事，认为君子应该"尊贤而容众，嘉善而矜不能"（《论语·子张》）。子张终身未仕，孔子死后，子张居陈国，收徒讲学。子张传下来的弟子以后就形成了"子张之儒"，被列为战国儒家八派之首。

2. 子思之儒

子思名孔伋，是孔子之孙，曾受业于孔子得意门生曾参。后人把子思之学和孟氏之学合称思孟学派，可见子思之儒在儒学中的重要地位。荀子在《非十二子》中说："略法先王而不知其统，然而犹材剧志大，闻见杂博。案往旧造说，谓之五行，甚僻违而无类，幽隐而无说，闭约而无解。案饰其辞而祗敬之曰：此真先君子之言也。子思唱之，孟轲和之，世俗之沟犹瞀儒，嚾嚾然不知其所非也，遂受而传之，以为仲尼、子游为兹厚于后世，是则子思、孟轲之罪也。"关于子思的文献，《汉志》儒家中有《子思》二十三篇，其书久佚。

3. 颜氏之儒

孔子弟子中姓颜的共有八人，他们是颜无繇、颜回、颜幸、颜高、颜祖、颜之仆、颜哙、颜何。"颜氏之儒"究竟是其中何人之学所传，今已难确断，学术界一般认为是以颜回为代表。颜回是孔子最得意的弟子，其学派最主要的特点就是安贫乐道，重在下功夫实践孔子的仁德思想。此外，《庄子》也提到过颜回之学的"坐忘""心斋"等修养理论，由此看来，颜氏之儒应该是受道家或导引家影响较深的一个流派。

4. 孟氏之儒

学术界一般认为，"孟氏之儒"是以孟子为代表的。孟子是战国中期儒家的主要代表人物，他发展了孔子的"仁学"思想，提出了"人性本善"的理论，以及施行"仁政""王道"的政治理想和"民贵君轻"的民本思想等，成为仅次于孔子的一代儒学宗师。孟子曾自云："予未得为孔子徒也，予私淑诸人也"（《孟子·离娄下》），司马迁在《史记·孟子荀卿列传》中则谓其"受业于子思门人"。又荀子在《非十二子》中说"子思唱之，孟轲和之"，认为"孟氏之儒"当与"子思之儒"为一系。

5. 漆雕氏之儒

孔子弟子中姓漆雕的共有三人，他们是：漆雕开、漆雕哆、漆雕徒父（《孔子家语·弟子解》作漆雕从），学术界一般认为"漆雕氏之儒"以漆雕开为代表。漆雕氏之儒以好勇著称，《韩非子·显学》记载："漆雕之议，不色挠，不目逃，行曲则违于臧获，行直则怒于诸侯，世主以为廉而礼之。"在对人性的看法上，漆雕氏主张性有善有恶，《论衡·本性》提到"宓子贱、漆雕开、公孙尼子之徒，亦论情性，与世子相出入，皆言性有善有恶"。

6. 仲良氏之儒

有学者认为仲良氏之儒是《孟子·滕文公上》所载陈良一派："陈良，楚产也，悦周公、仲尼之道，北学于中国，北方之学者，未能或之先也。"也有学者推测，"仲良氏之儒"可能是《礼记·檀弓上》所载的仲梁子。《礼记·檀弓上》记载："曾子曰：尸未设饰，故帏堂，小敛而彻帏。仲梁子曰：夫妇方乱，故帏堂小敛而彻帏。"

7. 孙氏之儒

孙氏之儒是以荀子（又名孙卿）为代表的一派，是继孟子之后儒学的又一集大成者。荀子是战国晚期儒家的主要代表人物，他继承了孔子的治学传统，是儒家经学的主要传播者之一；在政治思想上发展了孔子的"礼学"，倡言礼法兼治；哲学上主张"天人相分""制天命而用之"；认为"人之性恶，其善者伪也"。

8. 乐正氏之儒

乐正氏之儒是儒家八派中最不可考的一派。据郭沫若推测，"乐正氏之儒"或是孟子弟子乐正克，因此当属"孟氏之儒"一系。据陈奇猷推测，"乐正氏之儒"或为曾子弟子乐正子春，因此当传曾子之学。

总之，战国时期的儒家八派，是当时儒家内部出现的派别，尽管他们在学术主张和政治路线上的观点不尽相同，但都是对儒学思想的传承与发展。从以后的历史发展来看，主张性善论的孟子学派和主张性恶论的荀子学派是最主要的两派，影响颇大。

二、儒家思想的核心

儒家思想的基本特征是注重社会人生，讲求人伦道德，以"仁义孝悌"为思想核心，以"中庸之道"为重要的方法论原则。"和谐"是儒家追求的最高境界。

1. 仁义孝悌

"仁"是儒家思想学的核心。"仁"的含义最早见于《尚书》，是指才能和美德。从孔子开始，儒家对"仁"做了系统阐发，其内涵变得更加宽泛，成为儒家对人性的理解。《论语·颜渊》云："樊迟问仁，子曰：爱人"。由此可见，"仁"的本质含义就是"爱人"。那怎么做才是爱人呢？首先，爱人是以血缘关系为基础，认为事亲尽孝者为仁。如《论语·学而》说："孝弟也者，其为仁之本与。"其次，将血缘情感推广至社会人际关系，也是爱人。如孔子提到"四海之内皆兄弟也"（《论语·颜渊》），视四海为一家，天下皆兄弟，这就大大地淡化了血亲的关系。

孔子还认为："恭、宽、信、敏、惠。恭则不侮，宽则得众，信则人任焉，敏则有功，惠则足以使人。能行五者于天下，为仁矣。"（《论语·阳货》）"仁者爱人"的普遍性意义，最形象和集中地表现在孟子的这句名言中，即"老吾老，以及人之老；幼吾幼，以及人之幼。天下可运于掌"（《论语·梁惠王上》），因此"仁"的基本含义是"爱人"。首先是爱自己的亲人，以"孝悌"为"仁之本"；继而以忠恕之道将这种血缘关系推广至社会上所有的人，就是"爱人""泛爱众而亲仁"。以仁爱之心治理朝政，则可平天下。

儒家思想中的义，也有丰富的内涵。《礼记·儒行》提出，做人的基本原则是"儒有忠信为甲胄，礼义为干橹，戴仁而行，抱义而处。虽有暴政，不更其所"，并提出了义的标准和内涵，即"人而无信，不知其可也。大车无輗，小车无軏，其何以行之哉！"（《论语·为政》）对于义与利的关系，荀子指出："义与利者，人之所两有也，是尧舜不能去民之欲。"董仲舒也说："天之生人也，使人生义与利，利以养其体，义以养其心。心不得义不能乐，体不得利不得安。"

如何处理义与利的关系呢？孔子认为"富与贵，是人之所欲也，不以其道得之，不处也。贫与贱，是人之所恶也；不以其道得之，不去也。君子去仁，恶乎成名？君子无终食之间违仁，造次必于是，颠沛必于是"，不能"放于利而行"（《论语·里仁》），这就是孔子对利的态度。孟子对义与利的态度也是明确的："鱼，我所欲也；熊掌，亦我所欲也，二者不可得兼，舍鱼而取熊掌者也。生，亦我所欲也；义，亦我所欲也，二者不可得兼，舍生而取义者也。"（《孟子·告子章句上》）

孝悌是中国传统文化中最重要的道德观念之一。孔子以宗法社会、宗亲血缘关系为主要依托提出"孝悌"观念，定位个人在社会中的具体位置，要求君臣、父子各守其道，从而建立为子者孝、为父者慈、长幼有序、兄友弟恭的理想社会。孟子发展了孔子的孝悌思想，系统地提出"五伦说"，即"父子""夫妇""君臣""长幼""朋友"五种基本社会关系。儒家学说的核心在于"仁"，具体表现即为爱人，首先表现为爱亲人，所谓"爱亲之谓仁"。爱亲、事亲、亲亲的行为即为孝悌，"欲行仁道于天下，必先行孝悌以事父母兄长"。一切仁爱必自孝悌始，所谓"孝弟也者，其为仁之本与"（《论语·学而》）。

孝是子女对父母之爱的表征，是维护家族纵向关系的规范；悌是幼弟对兄长敬重的品德，是处理家族横向关系的标尺，一纵一横两个维度就把人固定在正确位置的道德坐标。儒家提倡孝悌，要求人们"入则孝，出则弟"（《论语·学而》），是以人的道德本性化育民众"教民亲爱莫善于孝，教民礼顺莫善于悌"，这样就能使人先天赋有的道德品性发扬光大，使统治者也竭力法之，最终实现"慎终追远，民德归厚矣"的政治理想。"贤贤易色，事父母能竭其力，事君能致其身，与朋友交，言而有信。"因此"孝悌"是一切社会关系、社会秩序得以稳定的基础。

2. 中庸之道

林语堂先生在《中国哲人的智慧》一书曾这样评价中庸思想：中庸思想是儒学体系里一个"相当适宜而完整的基础"。中庸思想为孔子建立以"仁"为核心的思想体系提供了方法论，而其自身所体现的又是一种清醒的、现实的理性精神或态度。

（1）中庸释义

"中"是指不偏不倚、无过之无不及的状态或境界。《论语·尧曰》说："咨尔舜，天之历数在尔躬，允执其中。"意思是讲尧帝传位给舜的时候告诉舜，你治理天下要信守一个原则，那就是要保持中道。《礼记·中庸》说："执其两端，用其中于民。""执中"或"用中"，是孔子认识到事物中对立的"两端"是客观存在的，所以他提倡在处理各种事务时，主张"执中"，就是要确确实实抓住两端之间的中心点，不可过之，也不可不及。对统治者而言，"允执其中"就是说对百姓既不能过分残暴，也不可宽厚无制，如此才能够维护住社会的统治秩序。

"庸"的含义有两个：一是"用"，一是"常"。《论语正义》注解云："庸，常也。中和可常行之德。"可见中庸就是用中，以中为常道。《论语·雍也》说："中庸之为德，其至矣乎！"孔子把"中"与"庸"这两个字联系起来，作为最高的道德标准予以发挥。郑玄解释《中庸》的篇名，认为《中庸》就是记述"中和之为用"的，也就是说怎样才能达到中和。因此，很多学者认为"中庸"与"中和"的涵义是相通的，所以后世儒者多以"中和"通于"中庸"。

儒家认为"中和"是世界万物存在的一种理想状态。《中庸》说："喜怒哀乐之未发，谓之中；发而皆中节，谓之和；中也者，天下之大本也；和也者，天下之达道也。"杨遇夫在《论语疏证》里写道："事之中节者皆谓之和，不独喜怒哀乐之发一事也。""和"是儒家所特别倡导的伦理、政治和社会原则。《论语·学而》讲到"礼之用，和为贵"，认为大事小事都应遵循"和为贵"的原则，防止斗争激化和矛盾转化，这样才能实现社会的"大同"。荀子则提出"万物各得其和以生"，进一步把"和"提升到万物赖以生存的高度。归纳起来，"和"的含义有两个层次：一是指调和，以不同的因素或对立的两端适度配合，使之比例恰当；二是指中和，表示达到协调、和合、均衡、统一的状态。

（2）中庸思想的形成

先民在伏羲时代，"仰则观象于天，俯则观法于地，观鸟兽之文，与地之宜，近取诸身，远取诸物"（《周易·系辞下传》），古人在长期的观察中认识了阴阳，发明了八卦，以通神明之德，以类万物之情，对天地万物开始有了认识。神农时期的一大转变就是从渔猎社会进入了农业社会。农业社会就是种庄稼，庄稼应该在什么时候种下去，什么时候收割，关键是在要合适的时间，恰到好处。这样就产生了四时五行、二十四节气。至黄帝时代，随着人们对天地、万物的认识更加深刻，四时五行系统的逐渐成熟，对人体健康、疾病、药物等知识的积累到了一定阶段，就产生了中医学。

"中医"这两个字出现于《汉书·艺文志·经方》："以热益热，以寒增寒，不见于外，是所独失也。故谚云，有病不治，常得中医。"这是"中医"最本来的意思。古语有云："上医治国，中医治人，下医治病。"中医学的研究对象是人这个整体，不管是健康的人也好，还是患病的人也罢，中医的着眼点是在人这个层次，重在调人治人，而不是单纯地治病。

总之，两千多年来，儒学思想也在不断地传承发展，创新完善。儒家思想不仅对中国的发展产生了巨大作用，对东南亚乃至世界文化的发展也有着重要的影响。1988年，第75位诺贝尔奖获得者在巴黎发表联合声明："人类在二十一世纪要想生存下去，就必须回到2500年以前，到孔子那里去汲取智慧。"习近平总书记在纪念孔子诞辰2565周年国际学术研讨会上的讲话中也提出："孔子创立的儒家学说以及在此基础上发展起来的儒家思想，对中华文明产生了深刻影响，是中国传统文化的重要组成部分。儒家思想同中华民族形成和发展过程中所产生的其他思想文化一道，记载了中华民族自古以来在建设家园的奋斗中开展的精神活动、进行的理性思维、创造的文化成果，反映了中华民族的精神追求，是中华民族生生不息、发展壮大的重要滋养。中华文明，不仅对中国发展产生了深刻影响，而且对人类文明进步做出了重大贡献。"

第三节　儒家思想对中医学的影响

儒家思想博大精深，作为中国传统文化的主流意识，对中医学的影响是全方位、多层次的。

一、中庸思想对中医学的影响

（一）对中医学多元文化观的影响

《中庸》说："中也者，天下之大本也。和也者，天下之达道也。致中和，天地位焉，万物育焉。"它强调的是"和而不流""中立而不倚""宽裕温柔，足以有容""溥博如天，渊泉如渊"。基于"中和"之理，儒家认为自然界是一个和谐的整体，"万物并育而并不相害"；文化的发展也是同理，"道并行而不相悖"。"致中和"追求的是一种万物并举、相互包容、自然和谐的动态稳定。这种恢宏的气度、远大的目光、宽厚的胸怀，蕴含了儒学固有的多元文化史观和无比深广的包容性。儒学之所以在两千多年的封建社会里成为中华文化的主干，长期居统治地位，外部原因是统治者变儒学为"儒术"，以维护其等级制度；内在原因便是基于这种"致中和"的多元文化发展及由此而形成的开放文化心态。这就使儒学能不断吸收、融合各家学说，经过"通而同之"来不断壮大自己。中医学理论体系的形成和发展，同样也体现出了这种兼收并蓄、博采众家、择善而从的学术特色。

《黄帝内经》是中医学理论体系的奠基之作，其成书年代约在战国至西汉之间。它把中医学理论建筑在古代哲学、天文、气象、历法、植物、农业等多方面知识的基础上，从而形成了独特的医学体系。我们看《黄帝内经》整本书的学术思想，其中既有儒家的思想，又有墨家的主张，既有道家的观点，又有法家的见解，同时还可见到兵家、阴阳五行家的思想等，多学科交叉融合是《黄帝内经》的特色之一。比如说天地人"三才"的思想体现于《黄帝内经》中，就形成了中医学"上知天文，下知地理，中知人事"的整体医学模式。

受老子的"道法自然"的影响，《黄帝内经》中处处可见追求自然、身心的和谐养生观的论述："圣人为无为之事，乐恬憺之能，从欲快志于虚无之守。"还有以古代天文学知识推算人体营卫之气的运行等内容。《黄帝内经》强调"受术诵书者，若能览观杂学，及于比类，通合道理……可以万全"。因此，就中医学理论体系的形成来讲，中医学能够在相当长的历史时期内，从儒释道等各家文化中摄取养料，不断地丰富和发展自己，经过宋元至明清医学流派的学术争鸣，在理论上实现了成自秦汉之后的又一次飞跃，并流传至今，仍旧保持着旺盛的生命力，这和儒家思想致中和的多元文化观的影响是分不开的。

(二) 对中医学生命观的影响

"天人合一"是中国哲学思想史上一个极其重要的命题。学界对"天人合一"的理解可谓是众说纷纭，仁者见仁，其分歧的焦点在于两个方面：一个是如何理解"天人合一"的"天"，二是"天"与"人"究竟是如何"合一"的。什么是"天"？儒学认为，"天"就是自然界。孔子说："天何言哉，四时行焉，百物生焉，天何言哉！"(《论语·阳货》)。荀子说："列星随旋，日月递炤，四时代御，阴阳大化，风雨博施，万物各得其和以生，各得其养以成，莫知其所以成，夫是之谓天。"(《天论》)也就是说，"天"是创造了人和万物的自然界，是四时运行、万物生长的自然界。《周易·序卦》说："有天地然后有万物，有万物然后有男女。"汉代儒家代表董仲舒第一次明确提出了天与人"合而为一"，他说："事各顺于名，名各顺于天。天人之际，合而为一。"(《春秋繁露·深察名号》)他又说："天地人，万物之本也。天生之，地养之，人成之。天生之以孝悌，地养之以衣食，人成之以礼乐。三者相为手足，合以成体，不可一无也。"(《春秋繁露·立元神》)，也就是说，天之道是"始万物"，地之道是"生万物"，人之道是"成万物"，这三者是不可分割的。"生成"与"实现"是统一的，这就是"天人合一"。宋代儒家张载提出："乾称父，坤称母。予兹藐焉，乃混然中处。故天地之塞吾其体，天地之帅吾其性，民吾同胞，物吾与也。"(《西铭》)意思是说人和万物是天地所生。充塞于天地之间的气，构成人与万物的形体；统帅气的变化的本性，也就是万物的本性；"儒者则因明至诚，因诚至明，故天人合一。"(《正蒙·乾称》)人只是天地中的一物，从"天"的本性，儒者明白，人与自然是统一整体。《黄帝内经》主张"天人合一"，强调人"与天地相应，与四时相副，人参天地"(《灵枢·刺节真邪》)，"人与天地相参也"(《灵枢·岁露》)，"与天地如一"(《素问·脉要精微论》)。

中医学的天人合一观主要体现在天人同构、天人同源和天人同道三个方面。天人同构是《黄帝内经》天人合一观最粗浅的层面。中医学认为人的身体结构体现了天地的结构，如《灵枢·邪客》说："天圆地方，人头圆足方以应之。天有日月，人有两目。地有九州，人有九窍。天有风雨，人有喜怒。天有雷电，人有音声。天有四时，人有四肢。天有五音，人有五藏。天有六律，人有六府。天有冬夏，人有寒热……岁有十二月，人有十二节。地有四时不生草，人有无子。此人与天地相应者也。"这里把人体的形态结构与天地万物一一对应起来，人体仿佛是天地的缩影，其目的在于强调人的存在与自然的存在的统一性。

《淮南子·精神训》说："天地运而相通，万物总而为一。""运而相通"指天地万物在运动过程中的相通关系，而不是静态空间里的结构联系。"总而为一"是指自然界中天地万物运动方式的同气相求。

古人早就发现，地球特有的时间周期与地球在太阳系的特定位置相关，如昼夜、二十四节气、四季、年等。昼夜是地球自转的周期，年是地球绕太阳公转的周期，节气和四季的变化是地轴与公转轨道的夹角造成的。这些时间节律的背后，是地球所受太阳能量辐射的周期性改变，人的生命节律也是由地球的这种特性产生的。因此，天地四时之气的运动变化有着相对一致的特性，人体生命节律也随天地四时之气运动变化而改变。

就一年四时而言，"春生、夏长、秋收、冬藏，是气之常也。人亦应之。"（《灵枢·顺气一日分为四时》）人的生理功能活动随着春夏秋冬四季的变更而发生着生长收藏的相应变化。就一年十二月而言，"正月二月，天气始言，地气始发，人气在肝。三月四月，天气正方，地气定发，人气在脾。五月六月，天气盛，地气高，人气在头。七月八月，阴气始杀，人气在肺。九月十月，阴气始冰，地气始闭，人气在心。十一月十二月，冰复，地气合，人气在肾。"（《素问·诊要经终论》）这是说随着月份的推移，人气在人体不同的部位、脏腑发挥着作用。就一日而言，"阳气者，一日而主外，平旦人气生，日中而阳气隆，日西而阳气已虚，气门乃闭。"（《素问·生气通天论》）随着自然界阳气的消长变化，人体的阳气也发生相应的改变。所以中医养生强调要顺从春夏秋冬四时的寒暑变化，春夏养阳，秋冬养阴，做到人与自然的和谐统一，这样才能健康长寿。

（三）对中医学健康观的影响

中医学对健康的认识是《素问·平人气象论》所谓的"平人者，不病也"。唐代医家王冰的注解是"平人，谓平和之人"。《素问·调经论》进一步解释说"阴阳匀平，以充其形，九候若一，命曰平人"。

关于健康长寿的认识，《素问·上古天真论》提出"形与神俱，而尽终其天年"，也就是说健康不单单是身体无病，精神也要健康，这与现代世界卫生组织对健康的定义不谋而合。《素问·生气通天论》云："阴平阳秘，精神乃治，阴阳离决，精气乃绝。"阴平阳秘是人体生命的理想状态，是健康的标志，这正是儒家中和思想的体现。人体的阴阳平衡状态被打破，则意味着疾病的发生。如《素问·生气通天论》说："阴不胜其阳，则脉流薄疾，并乃狂；阳不胜其阴，则五脏争气，九窍不通。"阴阳失调，气血运行失常，脏腑功能就会紊乱，百病由生。

（四）对中医学发病观的影响

"过犹不及"出自《论语·先进》，是儒家认识论的一个重要观点。子贡问："师与商也孰贤？"子曰："师也过，商也不及。"曰："然则师愈与？"子曰："过犹不及。"中庸之道提出要寻找和确定适度的标准，并在动态中把握它，反对"过"与"不及"。"过"即量的增加超过了"度"，"不及"即没有达到"度"。反对"过犹不及"的背离"度"，而恪守"发而中节"的原则。

中医学认为，人体太过、不及皆为病态。《素问·经脉别论》指出"春秋冬夏，四时阴阳，生病起于过用，此为常也"。所谓"过用"是指超过人体常度或适应限度，在发病学上有着普遍意义，包括四时天气、七情变化、饮食、劳倦等。如《素问·至真要大论》提出："夫百病之生也，皆生于风寒暑湿燥火，以之化之变也。"自然界的六气太过或不及，即为六淫，可致人发病。《左传·昭公元年》提到"六气曰阴、阳、风、雨、晦、明也",如果六气太过就可为菑,可产生各种病证,如感受风淫大多会出现四肢的疾病,感受雨淫大多会出现腹部的疾病。

人的喜怒忧思悲恐惊等七情太过,也可以导致多种病变,如"暴怒伤阴、暴喜伤阳"。对饮食而言,正常的饮食应该有所节制,食量适中,若"谷不入半日则气衰,一日则气少"(《灵枢·五味》),此为不及;但"饮食自倍,肠胃乃伤"。《素问·生气通天论》还提到了五味太过对五脏的损伤,"阴之所生,本在五味,阴之五宫,伤在五味。是故味过于酸,肝气以津,脾气乃绝"。所以生活中要注意谨和五味,不能偏食,这样才能骨正筋柔,气血以流,保持健康。从劳逸的角度来说,正常人应该劳逸适度,不能过劳,也不能过度安逸。若过度劳累,也可伤及人体,导致多种疾病,如中医学中经常所提到的五劳所伤,"久视伤血,久卧伤气,久坐伤肉,久立伤骨,久行伤筋"。从治疗的角度来讲,中医学讲究针刺中进针的深浅也要适宜,若"过之则内伤,不及则生外壅"。

(五)对中医学治疗观的影响

中医学治疗疾病所遵循的总的原则是调和阴阳,"谨察阴阳所在而调之,以平为期。"(《素问·至真要大论》),因此,在防治疾病时采取"寒者热之,热者寒之"等治法,其治疗目的就是恢复人体的中和状态。在临床上,即使面对同样的疾病,每个医生所用的药不同,治疗方法也不完全一样,这就是中医的个体化治疗,治病强调因人制宜、因时制宜、因地制宜、因病制宜。中医的最高境界就是达到中和,以平为期,以和为中,崇尚中和才是中医的真正含义。中医学是秉承着中华传统文化的中和精神命脉的医学体系。

在治疗用药方面,中医学也体现了"无过无不及"的中庸思想。如《素问·五常政大论》中所提到的"大毒治病十去其六;常毒治病,十去其七;小毒治病,十去其八;无毒治病,十去其九……无使过之,伤其正也"。过用就会耗伤正气,过治则戕伐正气,因此治疗要做到中病即止。反之,药量不足则疾病难愈。张景岳云:"用药虽善,若无胆量勇敢而药不及病,亦犹杯水车薪,尚恐弗济。"这说明治疗用药无论"过"或"不及"都不利于病。因此,临证处方用药应进止有度而适中。

此外,"和而不同"的原则亦贯穿于中医治疗的各个层面。中医用一个字来概括就是"和",生理状态下是"得和",病理状态下是"失和",故治病是"求和"。

中医学常用的一个治法叫和法,是通过和解与调和,使半表半里之邪或脏腑、阴阳、表里失和之证得以解除的一种治法。如《伤寒明理论》说:"伤寒邪气在表者,必渍形以为汗;邪气在里者,必荡涤以为利。其于不外不内,半表半里,既非发汗之所宜,又非吐下之所对,是当和解则可矣。"戴天章又进一步解释说:"寒热并用之谓和,补泻和剂之谓和,表里双解之谓和,平其亢厉之谓和。"因此,在和法之下有和解之剂。和解之剂的代表方为小柴胡汤,方中柴胡之升散,得黄芩之清泄,两者相配伍,达到和解少阳的目的。正如《圣济经》所说:"以中和之物,致中和之用,抑过而扬不及,损有余而益不足。"概括了古代医家临证的主要用药思想。

总之，中庸思想确实有其平凡而伟大的意义。儒学的中庸之道对中医学在当代如何在继承传统理论精髓得基础上发展，保持学术上的宽容精神和开放的文化心态，吸收现代科学的先进成果充实自己，建构中西医结合的新医学等方面，都能从不同角度给今人以有益的启示。

二、"仁爱思想"对中医学的影响

（一）医乃仁术职业观的形成

"仁术"这个词是孟子所提出的，是指"以羊易牛""君子远庖厨"等保护仁心不使其受到伤害的方法。术，在此是策略、机巧之意。明朝王绍隆在其著作《医灯续焰》中说："医以活人为心。故曰：医乃仁术。"

医生作为职业而言具有特殊性。医乃生死所寄，性命相托，所以治病救人者首先要爱人；不仅爱护救治病人，通过治病，还要将仁爱之心播散到普天下的黎民百姓中去，使家庭亲睦，人伦有序，从而达到国家社会的长治久安。正如《灵枢·师传》中所概括的，医学最重要的意义就是可"使百姓无病，上下和亲，德泽下流，子孙无忧，传于后世，无有终时"。

中国古代的医生认为治病、救人、济世三位一体，不可分割，并按照这个标准，来评定医生的优劣："上医医国，中医医人，下医医病。"（《备急千金要方》）可见，正是在仁爱生民这点上，医、儒两家达成了共识。医学的治病、救人、济世的功能也是"医乃仁术"的由来。医学之所以称为仁术，其最突出的一个特点就是重视医生的道德修养，仁术被列为行医的首要条件。医乃仁术是对中国传统医德思想的高度概括，是把握传统医德思想的主脉。

医乃仁术这一思想，亦是古代医家对医学这个职业所达成的认识。比如东汉名医张仲景曾明确地说："精究方术，上以疗君亲之疾，下以救贫贱之厄。"（《伤寒杂病论》）清代喻昌也认为："医，仁术也。"（《医门法律》）正因为古代医家认识到医学是救治性命的科学，为病人治病相当于救人出水火之困，因而医生能不避艰辛、甚至不避吉凶，"一心赴救"，实践着医学的爱人精神。"医乃仁慈之术，须披发有疾而求疗，不啻求救焚溺淤于水火也"（《医灯续焰》）；"凡为医者，遇有请召，不择高下，远近必赴"（《小儿卫生总微论方》）；"若有疾厄来求救者……不得瞻前顾后，自虑吉凶，护惜身命……勿避昼夜寒暑，饥渴疲劳，一心赴救"（《备急千金要方·大医精诚》）。

受儒家思想的影响，传统医德理论对行医之人的职业要求很高，如"先知儒理而后方知医业"（《五戒十要》）；"为医之道，必先正己，然后正物"；其他如"夫医者，非仁爱之士，不可言毛也"（《物理论》）；"业医者，活人之心不可无，而自私之心不可有"（《幼幼新书》）；"无恒德者，不可以为医，人命生死之所系"（《省心录》）。《黄帝内经》明确提出"天覆地载，万物悉备，莫贵于人"的观点。晋代王叔和在《脉经·序》中说："医药为用，性命乃系"；唐代孙思邈"人命至重，有贵千金，一方济之，德逾于此"的名言都说明了生命的珍贵，同时也包含着对医生高尚医德的期待。治病救人与博施济众，或者说对生命、对社会的责任作为"医乃仁术"的重要内涵，使仁德与医德成为传统医学不可分割的一体两面。两者的结合凸显了医者道德修养的根本性，这就是医学作为仁术的突出特点，也是历代医家的行医宗旨，仁术作为反映医学社会职能和职业特点的传统医德范畴，贯穿于整个医德体系之中。

此外，仁爱思想对医家职业的要求还体现在行医规范当中。宋代刘曾说："未医彼病，先医我心。"（《幼幼新书》）"先医我心"包括医生应当戒贪得之心（《串雅内编》），医当戒巧彰虚誉（《古今医统》），医勿以色欲为贪（《论医》）。总之是"医家存心：当自重，不当自轻；当自谦，不当自傲；当计功，不当计利；当怜贫，不当谄富"（《医灯续焰》）。同时医家的为人在对待同道的方面亦有体现，元代曾世荣曾说："更兼忠厚斯为美，切戒逢人恃己长。"（《活幼心书》）对待同道应忠厚、互相尊重，那些故意地炫耀自己而诋毁同道的行为是"医人之膏肓"（《大医精诚》），是不可救药的行为。把医学作为仁术，反映了古代朴素的人道观念，"仁者人也"，以儒学为主体的中国文化将人推崇到很高的地位，所谓"人为万物之灵"。这种"重人"的意识，对中医学的发展产生了积极的影响。

明代大医龚廷贤在《寿世保元》中强调"一存仁心，乃是良箴，博施济众，惠泽斯深"。"医"的事业与"仁"的事业就这样融为一体，是"好生之德"的事业。清代医家徐延祚在《医粹精言》的表述："我之有疾，望医之相救者何如？我之父母妻子有疾，望医之相救者何如……易地而观，则利自淡矣。利心淡，则良心现，斯畏心生。"医者的仁慈之心、恻隐之心是通过"恕"，即在病人面前所进行"推己"式的换位思考而得以实施的。医者只有对病人在被疾病折磨时的痛苦感同身受，才能真正急病人之所急，想病人之所想，才会不断培养和升华自身的医学道德品质。在换位思考中，医学工作者能从自己的需要中体悟患者及家属对关爱与尊重的需要。

对医德而言，仁爱救人的医学实践固然需要遵从医德规范，但把医学的最高宗旨内化为自己的内心信念，在此基础上表现出的实践行为才是自觉的主体性行为。仁爱救人成为医务工作者内在价值的体现，不仅可以淡化外在的功利，而且能提高其对尊重生命和敬畏生命的感悟。有丰富的内在精神，必然有自足的价值追求。张仲景在《伤寒杂病论》序言中反对"竞逐荣势，企踵权豪，孜孜汲汲，唯名利是务"的现象，孙思邈也在《备急千金要方·大医精诚》中指出大医"必当安神定志，无欲无求""不得恃己所长，专心经略财物"。

清代《吴鞠通行医记》有"良医处世，不矜名，不计利，此为立德"的名言。从儒家"三不朽"的高度论述医德的重要性，"真可谓精神自足，内在丰盈，自然卓然独立，从善如流。"人最宝贵的就是生命，医生的本职就是救治生命，其济世功能也还要通过治病得以实现。施于民，能济众，就是利物济民，是"仁"的极致。

中医学界如此高度重视医德修养的原因有二。其一，与传统医生所处的卑贱社会地位有关。在中国封建社会，医业始终被看作"小道""贱工"。医生要担负起"活人""济世"的重任，只有靠本人的自尊、自重。其二，与儒家文化讲求"修身"的影响有关。儒家论政，注重人治，而治国之人必先修身。对医学职业的看法及习医的动机，造就医生自觉的敬业精神。他们把医学视为仁术。行医，不仅为衣食计，更为施仁术。

（二）"仁术"在中医伦理学中的体现

1. 医生要有仁爱之心

仁爱之心本源于"恻隐之心"，所谓恻隐之心，即指不忍心看到别人遭受痛苦的怜恤、同情之心。"夫医者，非仁爱之士不可托也。"（《物理论·论医》）"恻隐之心，仁之端也。"（《孟子》）医生的仁爱之心表现在医生对病人的同情心，即看见病人遭受疾苦，若已有之，从而竭尽全力去爱护、救治，使之免于困厄的深厚情感。医生有仁爱之心，才能博施济众，对所有患者才能一视同仁。医生有仁爱之心，才能不辞劳苦，救病人之急。在传统医生看来，为医、谋利两不相容。清代名医费伯雄也说"欲救人而学医则可，欲谋利而学医则不可"。这实际上也是儒家"为富不仁，为仁不富"思想在医学界的反映。

2. 医生要有社会责任感

医乃仁术将对病人和对社会的义务有机地结合起来，使传统中医能身操"贱业"，自甘淡泊，表现出"仁者安仁""以救天下为己任"的道德理想。如著名医家张仲景，面临东汉末年战事频发，疫病流行的局面，他"感往昔之沦丧，伤横夭之莫救，于是勤求古训，博采众方"，撰写《伤寒杂病论》传于后世，为中医学做出了巨大贡献。

3. 医生要有精湛医术

精通医理是实现"仁爱救人"的一个基本条件。医生要靠正确的医理、精湛的医技来治病救人，如学不精通，反而害人。孙思邈在"大医习业"和"大医精诚"两篇文章中就特别着重论述了一个医生所应具备的知识素养。古今中外有所造诣的医学家多为渊博通达之士，所谓"非精不能明其理，非博不能至其约"也。

4. 医生要以诚待人

诚，指真实可信，不虚伪。"诚"，原是儒家的道德修养方法和通过修养所达到的道德境界。孙思邈提倡大医精诚，把"诚"运用到医学伦理中来，以此作为衡量医生道德水准的重要尺度。明代医家李梴也说"为医之道，不欺而已矣。"不欺包括不自欺和不欺人。不自欺是说医生本身的素质要"质实而无伪"，要有自知之明，在学问上要"知之为知之，不知为不知，是知也。"做到不自欺，这不仅是医生个人的声誉问题，也是衡量他是否具有仁爱之心，是否能对患者负责的道德问题。惟有不自欺者才能不欺人。不欺人，是指对待病人和同道的态度。首先是不欺患者。除对患者要一视同仁、竭诚救治、不图酬报以外，还包括医生诊疗时要严肃认真，对病情要据实以告等。其次是不欺同行。不少医家提出应"戒毁同道"，对同道"年尊者恭敬之，有学者师事之，骄傲者逊让之，不及者荐拨之"。

5. 医生要内省慎独

孔子说："内省不疚，夫何忧何惧。"作为医生，清夜要扪心深思，反省一天的行医生活，对病人的态度是否和蔼，处方用药是否切中病情，有无需要改进之处。五更潜心默想，推究古今方书，力求融会贯通。"慎独"，是指在无人监督的情况下，仍能坚持自己的道德信念，自觉地按照一定的道德准则去行动。《中庸》说："是故君子戒慎乎其所不睹，恐惧乎其所不闻，莫见乎隐，莫显乎微，故君子慎其独也。"是说君子一个人独处时，要小心谨慎。医生"慎独"的原因有二，其一，古代医生以个体行医为主，没有人监督诊疗过程；其二，医生职业的技术性较强，一般人缺乏有关专业知识，对其水平难以判断，医疗技术的提高有赖于医生强烈的责任感和高度的自觉性。因此，医生保持慎独的前提是内心的坚定信念。不管客观境遇如何，都恪守其应尽的职责。

传统医德把慎独作为自身的修养方法，是因其更切合诊疗实际。《大医精诚》认为医生出诊，一定要"澄神内视，望之俨然，宽裕汪汪，不皎不昧"。慎独强调了道德主体内心信念的作用，体现了严格要求自己的道德自律的精神。它不仅是一种道德修养方法，也是一种更高的道德境界。

在物欲横流的现代社会，医生的职业道德面临种种考验。这更需要医务人员在独立工作、无人监管时仍能坚守医德信念，自觉履行医德义务和规范，不做任何违反道德的事。慎独的修养方法和修养境界对医务工作者来说具有重要的作用。医务工作者唯有提高对慎独的认识和体悟，在隐、微之处下功夫，才能不断提高自己的医德境界。

今天的医学早已今非昔比，社会的变迁带来医学实践的巨大发展与方方面面的深刻变化，但是无论医学实践发生什么样的变化，医疗行为的救助性不会变，治疗疾病、维护健康永远是医学科学发展的目的。因此，医乃仁术永远是医学的灵魂，医术作为救治性命的技术、医学作为拯救人类疾苦的科学依然是对现代医学实践的规定和指导。医学实践在不断发展的同时也面临着前所未有的挑战，令人目不暇接的新情况、新问题不断产生，生物技术引发的种种难题尚待解决，医学技术主义倾向令人担忧，在这一形势面前，坚持医学的"仁道"性质，是应对医学实践中诸多变化的不变立场、解决医学实践中诸多问题的良方。

随着医学的科技含量日益增加、医学对人类生命的干涉日益深刻，医学的力量在日益增大，在这种情况下，诸多生物伦理难题使我们认识到，医学科学的两重性使得思考如何实现医学科技力量的善用十分迫切，坚持医乃仁术的医术、医学性质，发扬医术、医学的"仁道"精神就能克服医学科技主义的片面性，保证医学科技的善用。所以发扬医学"仁道"的精神、坚守医学"仁道"的性质应该是现代医学进一步发展的根本保证。医乃仁术是改善现代医患关系的一个好的镜像。

医学科学的日益专业化，打破了传统医患交往的稳定性，医生和病人变成陌生人和陌生人之间的交往。同时，受商品经济和医学科技主义的影响，医疗活动出现了物化和商品化的特征，医患之间缺少信任，医疗纠纷不断增加，在这一背景下，如何改变医患关系紧张的现状，构建良好的医患关系，实现医患和谐互动，是医学实践发展必须处理好的问题，也是学界十分关注的理论内容。中国古代医家所强调的医家"笃于情"的待患态度和"易地而观"的待患意识可以作为改善现代医患关系的有效途径。增加医患之间的情感是构建和谐医患关系的基础，是增加医患彼此信任的前提。

如果医务工作者能够真诚、同情地对待患者，在医患之间多注入人文情愫，就可以改变医患之间情感淡漠的现状、优化医患沟通、增加彼此信任。如果医务工作者多站在患者的角度去想问题，推己及人，由局外人变为局内人，就会增强责任感，淡化自私心，正如喻昌所说："医，仁术也。仁人君子必笃于情，笃于情，则视人犹己，问其所苦，自无不到之处。"（《医门法律》）古代医家"笃于情"的待患态度、"易地而观"的待患意识，为解决现实的医患关系问题提供了良好的、可借鉴的资源。

医生是"向来受人尊崇和令人敬畏的职业"。中国传统医学绵延二千年不衰，并一度处于世界医学发展的领先地位。医之为道，是境界，是德性，是对生命的感悟和帮助，这便是"医乃仁术"最深层的含义。正如二千年前的《黄帝内经》所言，医学可"使百姓无病，上下相亲，德泽下流，子孙无忧，传于后世，无有终时"，我们应扪心自问能否肩负起这份责任。当我们再次聆听《备急千金要方·大医习业》中的"不读五经，不知有仁义之道。不读三史，不知有古今之事。不读诸子，睹事则不能默而识之。不读《黄帝内经》，则不知有慈悲喜舍之德。不读庄老，不能任真体运，则吉凶拘忌，触涂而生"，是否也应时刻反思我们学医的初心和使命？

三、儒学对儒医形成的影响

儒学是中国历史上的显学，对中医药学的形成和发展产生了深远的影响，其最重要的表现之一就是医与儒的结合，并形成了一个人数众多、绵延悠久的医家群体——儒医，集中地反映出"医儒同道"的文化色彩。

（一）儒医的形成

"儒医"一词首次出现在南宋洪迈的《夷坚甲志》中，其中记载了"有蕲人谢与权，世为儒医"（《夷坚甲志·谢与权》）。北宋徽宗政和年间《永乐大典》中辑出的《宋会要辑稿》说："伏观朝廷兴建医学，教养士类，使习儒术、通黄素、明诊疗而施于疾病，谓之儒医，甚大惠也。"这里所谓的儒医，是指以儒家学说为行医指导思想，精通医学理论与技术的医师。自此以后，"儒医"一词在医药或者非医药的文献中多被提及，也成为医家头上一道耀眼的光环，为世人称道和尊崇。

医之"方技""小道"也大方地走上庙堂，被皇家重视和大力提倡。近代著名学者邹韬奋在《无所不专的专家》中说："医生原是一种很专门的职业，但在医字之上却加一个'儒'字，称为'儒医'，儒者是读书人也。于是读书人不但可以'出将入相'，又可以由旁路一钻而做'医'"。儒医作为以儒文化为代表的传统文化与中医学相结合的载体，是医生队伍中的特殊群体和士阶层里的一种角色类型，他们身上融合了儒学和医学的双重特性。

我们知道，医学与儒学本属于两个不同的学科。《汉书·艺文志》对医和儒是这样描述的："儒家者流，盖出于司徒之官，助人君理阴阳，明教化者也。游文于《六经》之中，留意于仁义之际；祖述尧舜，宪章文武，宗师仲尼，以重其言。"而"医经者，原人血脉、经络、骨髓、阴阳、表里，以起百病之本，死生之分，而用度箴石、汤火所施，调百药齐和之所宜。"这样看来，归属于政治学说的儒家学派与隶从于科学技术的医人之术是如此的不同，在学科分类中，儒学属于诸子，而医归于方技。当四部分类取代了六略分类之后，儒与医虽同隶属于子部，但是对于二者的起源、性质、特征与职能之见解也并未改变。

（二）儒医产生的社会背景

中国古代的科举制度造就了大批的儒生，"学而优则仕"是儒家知识分子实现其理想抱负的必由之路。但是，由于无人举荐、科举失利等诸多因素，能够经过科举走上仕途之路，从而实现"治国平天下"人生价值的儒生并不多。

医家悬壶济世的社会功能与儒家的"经世致用""治国平天下"的思想非常接近，元顺帝时儒学提举戴良就说："医以活人为务，以吾儒道最切近。"（《九灵山房集》）因此，选择从医这条路是儒生宣泄其政治情绪的最佳方式，被认为是实现儒家理想的重要途径，从医就成为了儒者仅次于致仕的另一个人生选择。学识、志趣、境遇、社会等因素促使儒生选择由儒入医的道路，大批儒生加入医学领域，其中也不乏举人、进士，正所谓"秀才学医，笼中捉鸡"，名医朱肱、许叔微都是进士出身，政治家司马光、科学家沈括、地理学家刘禹锡也都通晓医学。儒医们或悬壶行医、济世活人，或研究经典、著书立说，为中医药的发展、繁荣做出了不可磨灭的贡献。

宋朝宰相范仲淹在仁宗当朝时官居参知政事一职，写下了著名的《岳阳楼记》，提出"唯有良医和良相可以救人"。良医与良相之所以同等重要，是因为二者同为"仁政"之学。良相"先天下之忧而忧"，为百姓谋福利；而良医"悬壶济世""上以疗君亲之疾，下以救贫民之厄，中以保身长全。在下能及小大生民者，舍夫良医，则未之有也"。这两个职业都是拯救天下苍生所系，表现了儒家"达则兼济天下，穷则独善其身"和"齐家治国平天下"的基本精神。范仲淹"先忧后乐"与"不为良相，便为良医"的两段佳话被南宋朱熹评价为"医国与医人的道理是一样的"。"振作士大夫之功为多""不为良相，便为良医"的旷世箴言对后世儒医产生了广泛而深远的影响。

另外，宋代朝廷非常重视和提倡医学，"儒而知医"是当时的流行风尚。有文献记载，北宋9个皇帝中，至少有5个熟悉医学。据《宋史》记载宋太祖曾亲自为他的弟弟艾灸治背，宋太宗赵光义在《御制太平圣惠方·序》中说："昔自潜邸，亲阅方书，求集名方，异术玄针，皆得其要……贵在救民，去除疾苦。"所谓"上之所好，下必甚焉"，前有"崇文抑武"的国策，后有帝王极力推动，医学又是帝王体现其"仁心"爱民的最好方式，这使人们对医技与医生认识的看法大为转变。这个时期文人知医诵医成为风尚，认为医为仁术，儒者之能事。

正如林亿等在《新校正黄帝针灸甲乙经·序》中所言："臣闻通天地人曰儒，通天地不通人曰技，斯医者虽曰方技，其实儒者之事乎。"宋代儒士往往以不知医为羞，不少士大夫亲自整理收集验方、家藏方，如陆游的《集验方》、苏轼和沈括的《苏沈良方》、司马光的《医问》等都属此类。又如北宋末年的寇宗奭，宦游期间颇能留心医药，他因发现当时的本草著作有很多错误，于是深入实践，反复验证，搜访十余年，撰成《本草衍义》一书，对后世影响很大。太医学称此书"委是用心研究，意义可采"。清代兵部尚书、湖广总督吴其濬宦游时广收植物标本，绘制成图，编成我国第一部大型区域性植物志《植物名实图考》，此书对植物分类学及本草学均有较大参考价值。其他如汪机（著《外科理例》）、李时珍（著《本草纲目》）、葛可久（著《十药神书》）、杨继洲（编《针灸大成》）、汪昂（著《汤头歌诀》《医方集解》）、陈念祖（著《医学三字经》《时方歌括》等），均为由儒而医或亦儒亦医者，构成了中医学史上蔚为壮观的儒医群芳谱。

由于儒学在封建社会各学派中至尊至高的地位，"儒医"也成为医家中最高的称誉。尤其到了宋代，宋政府设立了特有的教育机构——医学。宋徽宗还颁布诏令，使医学脱离专管宗庙礼乐的太常寺而隶属国子监（中国封建时代的最高学府），从而纳入儒学教育体系，以"教养上医，广得儒医"，并且按等级任命医官，有六个品级、十九阶具体官职。最高为翰林医官，相当于五品大夫，所以直到今天我们还称医生为大夫。这样按等级任命医官，使儒医的地位得到确立，也开辟了一条"医而优则仕"的道路。

儒医之说还适应了相当一部分落魄儒士的需要，既可满足他们的精神心理需求，又可用来谋求生计。历史上有很多举业不成、国亡不仕或因忤罢官而改从医业并成为著名医家的例子。如董汲少年时考进士落第，遂放弃举业从事医学，成为宋崇宁大观年间的名医，著有《小儿斑疹备急方论》《脚气治法总要》《旅舍备急方》等，传世至今。

再如朱肱出身世宦豪门，元祐三年（1088年）中进士，历任雄州防御推官、知邓州录事、奉议郎等职，后因忤旨罢官。他身处逆境，常以"古之人，不在朝廷之上，必居医卜之中"自勉，隐居杭州大隐坊，潜心医学，深入研究张仲景《伤寒论》一书，前后经二十余年时间，几易其稿，终于撰成《类证活人书》，流传甚广，影响深远。正如明代著名医家徐春甫所说："儒识礼义，医知损益。礼义之不修，昧孔孟之教，损害不分，害生民之命。儒与医岂可轻哉，儒与医岂可分哉。"

（三）儒医的特点

1. 医德高尚

儒医医德高尚，为后人树立了榜样。儒医与一般医生的区别，不仅是他们曾习儒，更主要的是他们以儒家思想指导行医生涯，以儒理而论医理，由治国而治人，推行仁义，以诊病施药履践孔孟仁义思想，行医事亲、敬长、忠君、慈幼、泛爱百姓。张仲景"留神医药，精究方术"的目的，就是"上以疗君亲之疾，下以救贫贱之厄。中以保身长全"，进而"爱人知人"，退而"爱身知己"，以医术济世救民，实现儒生的理想。医学大家李时珍在《本草纲目·序》中说："夫医之为道，君子用之以卫生，而推之以济世，故为仁术。"清代歙县郑宏纲有一图章，上面镌刻着"一腔浑是活人心"的字样，每每盖在处方笺的起首处以此勉励自己。这种以"仁术"为基础的医学理论，正是依据我国传统的人文关怀。

"仁义"是儒家核心思想，"精诚"是古代医家座右铭。儒与医都追求"仁义""精诚"，仁者爱人，医者精诚，如此"则与医道无所滞碍，而尽善尽美矣。他们笃行仁义、恪守儒家之志，把行医治病、救死扶伤看作医家的本分事，是笃行"仁道"的自然之理。明代医家孙一奎为人正直，医术高明，人们称赞他说："君子重道义，贫贱非骄人。折肱不折腰，宏道无所亲。贤名闻诸侯，超然气概新。"中国先贤所推崇的气质和节操跃然纸上。

2. 孝亲尊师

儒医孝亲尊师，体现了儒家风范。儒门崇仰孔孟之道，践行忠孝之本，是以"药品酒食，非孝不能备也"。如果要确保父母双亲的健康长寿，做子女的不可不知医。隋代许智藏有言："为人子者，尝膳视药，不知方术，岂谓孝乎？"北宋时期的陈直研究老年病，著成《奉亲养老书》，他以防治老年病的理论与方法，给为子女者提供侍奉父母、延长老亲年寿之术，以此实践孔孟孝道。金元名医张从正所著的《儒门事亲》，其书名也是强调医术是儒生侍奉父母所必须具备的学术。金代著名文学家麻革评价《重修证类本草》一书说："养老慈幼之家，固当家置一本，况业医者之流乎！"他由奉亲扩而至于爱子，认为务必普及医药知识，使之成为群众养老慈幼的日用知识。医药知识也是每一个上孝父母、下慈子女者完善亲子之道所必不可少的工具，行医者更须如此而为。

3. 著书立说

儒医的第三个特点是博史通经，著书立说。儒医一般都具有深厚的儒学修养功底，他们医经研读，类编校正，考据荟萃，发微问难，在探求疾病之道时，讲究融会贯通，把握规律，从而总结临证经验，使之不断上升成理论，促进了中医学的发展和传播，为后人留下了宝贵而丰富的医学遗产。大医李时珍三次举业不遂，乃专心医学，其集毕生精力著成的《本草纲目》成为16世纪我国医药学的扛鼎之作。

儒医是中医历史上一个特有的群体，对中医学的影响主要体现在以下四个方面：①文人、士大夫普遍涉猎医学领域，推动了医学理论的发展，并因此而创造了丰富多彩的中医药文化。②借助儒学来研究医理，将仁义纳入医德之中，仁爱、修身、孝亲、利泽生民等儒家思想渗透医学的方方面面，使医学队伍素质明显提高，弘扬了医乃仁术的传统医道，提升了医家的人文境界。③儒医彰显了以人为本的人文精神和天人合一思想。④致中达和的中庸之道对中医学产生了积极的影响。

总而言之，儒学文化对传统的重视通过儒医渗透到祖国医学之中，使得中医理论的延续力大大加强，中医学成为世界传统医学中唯一不曾中断的医学体系。

（四）历史上的儒医名家

1. 王肯堂

儒医王肯堂，字宇泰，一字损仲，又字损庵，号念西居士，又号郁冈斋主。王肯堂出身于官宦之家，父亲王樵是进士出身，曾为刑部侍郎。王肯堂博览群书，在他17岁时母亲生病，王肯堂见医生水平低劣，于是发愤习医，30岁中举人，40岁中进士，从此即步入宦途。43岁，由于朝廷不采纳他的抗倭疏议，愤然称病辞职回乡，从此重操少时喜爱的医学，"家居十四年，僻居读书"。王肯堂兴趣广泛，与郭澹论数纬，与董其昌论书画，与曾柏大师论参禅，这些对他改善知识结构、开展医学研究大有裨益。他平易近人的高尚品德，为儒门医林中所少见。王肯堂的医学成就更是远远盖过了他的儒学之名。他精研医理，成功为一位眼窝边生毒瘤的患者行切除术，又行落耳再植术，还"以惊驱惊"治愈一富家子弟因中举惊喜过度而得的精神病。他一边给老百姓治病，一边编撰医书，历经 11 年编成《证治准绳》44 卷，共 220 万字。另著有《医镜》4 卷、《新镌医论》3 卷、《郁冈斋笔尘》等，辑有《古代医统正脉全书》。

2. 孙思邈

儒医名家孙思邈，京兆华原（今陕西省铜川市耀州区）人，后人尊称其为"药王"。孙思邈是古今医德、医术堪称一流的名家，尤其是他对医德的强调被后世的习医、业医者传为佳话。他一生以济世活人为己任，对病人具有高度的责任心和同情心，他提出"大医精诚"，要求医生对技术要精，对病人要诚。他认为医生在临证时应安神定志，精心集中，认真负责，不得问其贵贱贫富，长幼妍媸，怨亲善友，华夷愚智，同等看待所有病人；治疗时要不避危险，昼夜、寒暑、饥渴与疲劳，全心赴救病人，不得自炫其能，贪图名利。这也正是他身体力行、躬身实践的写照。

孙思邈还对良医的诊病方法做了总结："胆欲大而心欲小，智欲圆而行欲方。""胆大"是要如赳赳武夫般自信而有气质；"心小"是要如同在薄冰上行走、在峭壁边落足一般时时小心谨慎；"智圆"是指遇事圆活机变，不得拘泥，须有制敌机先的能力；"行方"是指不贪名、不夺利，心中自有坦荡天地。宋·林亿赞曰："其术精而博，其道深而通。以今知古，由后视今，信其百世可行之法也。"

3. 万全

儒医名家万全，又名全仁，字事，号密斋。湖北罗田人。祖籍豫章（今江西南昌）。因举业不成，家庭变故，弃举从医，悬壶济世 50 余载。康熙年间，万全被封为"医圣"，名声远扬。不仅医术精湛，而且医德高尚。

《幼科发挥》第四卷记录了一则医案，至今读来仍然十分令人感动。罗田县的富绅胡元溪四岁的儿子患咳嗽，因胡元溪对万全有怨恨情绪，便故意不请万全，只请其他医生诊治。先后换了好几个医生，非但未能治愈，病情反而恶化。到了秋季，不但咳嗽加重，而且"痰血并来"。情非得已，遂请万全前往诊治。万全以活人为心，不记宿怨，详察细究，审因辨证后说："我能治好你儿子的病，但需要一个月时间。"胡元溪一听，怀疑万全不用心给他儿子治疗。为了消除胡元溪的顾虑，万全特意拿来一个本子，并嘱咐他，自初服药日起，某日服某药，某日加减某药。胡元溪夫人为了让万全用心治病，取出白银五两做酬金，并说待孩子痊愈后再付白银五两作为酬谢。万全说："只要信我用我，让我集中精力治好了病，不在谢之多少也。"万全不牟私利，广施仁术，曾两度获知县和布政使赠予的"儒医"匾额，值得我们学习。

总而言之，正是这样一代又一代儒医的涌现，使医学队伍的素质明显得到提高，促进了从医人员的知识更新和医学研究，无论对医药理论的发展还是对临床经验的总结提高，都起到了重要的作用。

儒医文化是优秀传统文化之一，理应大力复兴。仁德自古以来就是中医学的重要价值取向，修德与仁爱的思想使中医学至今绽放出耀眼的光芒。另外，儒医文化强调的是中国儒学文化与医学人文的结合，儒学对中医队伍的教化力、融合力，对医疗队伍的价值观的影响力、渗透力方面，作用不可轻视。儒学化人、化物的精神力量，能促进形成品牌，促进学科发展，凝聚人才，提升效益，滋润医者仁心。西方的一系列实证研究显示：医生只有把病人当作真实的人而不是单个的器官，只有深切地理解、爱护病人，才能得到病人的尊重，建立良好的医患关系，促进和提升疗效，这正是儒家精神。

【思考题】

1. 如何理解儒家思想在当代中国的学术价值体现？
2. 谈谈在当今社会应该如何成为孔子所说的君子儒。
3. 如何理解中庸思想对中医学的理论、临床诊疗的影响？
4. 如何理解"仁者爱人"对医生职业道德的影响？

【经典文献选段】

1.《论语》

《论语·尧曰》

尧曰："咨！尔舜，天之历数在尔躬，允执其中。四海困穷，天禄永终。"

《论语·为政》

君子周而不比，小人比而不周。

《论语·述而》

君子坦荡荡，小人长戚戚。

《论语·颜渊》

君子成人之美，不成人之恶。小人反是。

《论语·卫灵公》

君子求诸己，小人求诸人。

《论语·先进》

子贡问："师与商也孰贤？"子曰："师也过，商也不及。"曰："然则师愈与？"子曰："过犹不及。"

2.《中庸》

天命之谓性；率性之谓道；修道之谓教。道也者，不可须臾离也；可离，非道也。是故君子戒慎乎其所不睹，恐惧乎其所不闻。莫见乎隐，莫显乎微。故君子慎其独也。喜、怒、哀、乐之未发，谓之中。发而皆中节，谓之和。中也者，天下之大本也。和也者，天下之达道也。致中和，天地位焉，万物育焉。

3.《素问·示从容论》

黄帝燕坐，召雷公而问之曰：汝受术诵书者，若能览观杂学，及于比类，通合道理，为余言子所长，五脏六腑，胆胃大小肠，脾胞膀胱，脑髓涕唾，哭泣悲哀，水所从行，此皆人之所生，治之过失，子务明之，可以十全，即不能知，为世所怨。

4.《伤寒杂病论·序》

论曰：余每览越人入虢之诊，望齐侯之色，未尝不慨然叹其才秀也。怪当今居世之士，曾不留神医药，精究方术，上以疗君亲之疾，下以救贫贱之厄，中以保身长全，以养其生，但竞逐荣势，企踵权豪，孜孜汲汲，惟名利是务，崇饰其末，忽弃其本，华其外，而悴其内，皮之不存，毛将安附焉。卒然遭邪风之气，婴非常之疾，患及祸至，而方震栗，降志屈节，钦望巫祝，告穷归天，束手受败，赍百年之寿命，持至贵之重器，委付凡医，恣其所措，咄嗟呜呼！厥身已毙，神明消灭，变为异物，幽潜重泉，徒为啼泣，痛夫！举世昏迷，莫能觉悟，不惜其命，若是轻生，彼何荣势之足云哉！而进不能爱人知人，退不能爱身知己，遇灾值祸，身居厄地，蒙蒙昧昧，蠢若游魂。哀乎！趋势之士，驰竞浮华，不固根本，忘躯徇物，危若冰谷，至于是也。

5.《医门法律·问病论》

医，仁术也。仁人君子必笃于情，笃于情，则视人犹己，为其所苦，自无不到之处。古人闭户塞牖，系之病者，数问其情，以从其意，诚以得其欢心。则问者不觉烦，病者不觉厌，庶可详求本末，而治无误也。如尝贵后贱，病名脱营。尝富后贫，病名失精。以及形志苦乐，病同法异；饮食起居，失时过节；忧愁恐惧，荡志离魂；所喜所恶，气味偏殊；所宜所忌，禀性迥异；不问何以相体裁方耶？所以入国问俗，入家问讳，上堂问礼，临病患问所便。便者，问其居处动静阴阳寒热性情之宜。如问其为病热，则便于用寒；问其为病寒，则便于用热之类，所谓顺而施之也。人多偏执己见，逆之则拂其意，顺之则加其病，莫如之何。然苟设诚致问，明告以如此则善，如彼则败，谁甘死亡，而不降心以从耶？至于受病情形，百端难尽。如初病口大渴，久病口中和，若不问而概以常法治之，宁不伤人乎？如未病素脾约，才病忽便利，若不问而计日以施治，宁不伤人乎，如未病先有锢疾，已病重添新患，若不问而概守成法治之，宁不伤人乎？如疑难证，着意对问，不得其情，他事间言，反呈真面。若不细问，而急遽妄投，宁不伤人乎？病形篇谓问其病，知其处，命曰工。今之称为工者，问非所问。谀佞其间，病者欣然乐从。及病增更医，亦复如是。乃至彷徨医药，偶遇明者，仍复不投。此宜委曲开导，如对君父，未可飘然自外也。更可怪者，无知戚友探问，忘其愚陋，强逞明能，言虚道实，指火称痰，抑孰知其无责而易言耶？坐令根据傍迎合，酿成末流，无所底止，良足悼矣。吾徒其明以律己，诚以动人，共砥狂澜乎。

6.《备急千金药方》

《备急千金药方·序》

痛夭枉之幽厄，惜堕学之昏愚，乃博采群经，删裁繁重，务在简易，以为《备急千金要方》一部，凡三十卷。虽不能究尽病源，但使留意于斯者，亦思过半矣。以为人命至重，有贵千金，一方济之，德逾于此，故以为名也。未可传于士族，庶以贻厥私门。张仲景曰：当今居世之士，曾不留神医药，精究方术，上以疗君亲之疾，下以救贫贱之厄，中以保身长全，以养其生。而但竞逐荣势，企踵权豪，孜孜汲汲，唯名利是务，崇饰其末，而忽弃其本，欲华其表而悴其内，皮之不存，毛将安附？进不能爱人知物，退不能爱躬知己，卒然遇邪风之气，婴非常之疾，患及祸至而后震栗。身居厄地，蒙蒙昧昧，戆若游魂，降志屈节，钦望巫祝，告究归天，束手受败。百年之寿命，将至贵之重器，委付庸医，恣其所措，咄嗟暗呜，厥身已毙，神明消灭，变为异物，幽潜重泉，徒为涕泣。夫举世昏迷，莫能觉悟，自弃若是，夫何荣势之云哉。此之谓也。

《备急千金药方·大医精诚》

凡大医治病，必当安神定志，无欲无求，先发大慈恻隐之心，誓愿普救含灵之苦。若有疾厄来求救者，不得问其贵贱贫富，长幼妍蚩，怨亲善友，华夷愚智，普同一等，皆如至亲之想。亦不得瞻前顾后，自虑吉凶，护惜身命，见彼苦恼，若己有之，深心凄怆，勿避险巇，昼夜寒暑，饥渴疲劳，一心赴救，无作功夫行迹之心，如此可做苍生大医，反此则是含灵巨贼。

《备急千金药方·大医习业》

凡欲为大医，必须谙《素问》《甲乙》《黄帝针经》、明堂流注、十二经脉、三部九候、五脏六腑、表里孔穴、本草药对、张仲景、王叔和、阮河南、范东阳、张苗、靳邵等诸部经方。又须妙解阴阳禄命，诸家相法，及灼龟五兆，《周易》六壬，并须精熟，如此乃得为大医。若不尔者，如无目夜游，动致颠殒。次须熟读此方，寻思妙理，留意钻研，始可与言于医道者矣。又须涉猎群书，何者？若不读五经，不知有仁义之道；不读三史，不知有古今之事；不读诸子，睹事则不能默而识之；不读《内典》，则不知有慈悲喜舍之德；不读《庄》《老》，不能任真体运，则吉凶拘忌，触涂而生。至于五行休王、七耀天文，并须探赜，若能具而学之，则于医道无所滞碍，尽善尽美矣。

7.《岳阳楼记》

不以物喜，不以己悲，居庙堂之高则忧其民，处江湖之远则忧其君。是进亦忧，退亦忧。然则何时而乐耶？其必曰"先天下之忧而忧，后天下之乐而乐"乎。噫！微斯人，吾谁与归？

第四章　佛家思想与中医学 ▷▷▷

　　佛教是世界三大宗教之一，起源于古印度，传到中国后逐渐与中国传统文化相融合，形成中国化的佛教，成为中国传统文化的重要组成部分。佛家思想不但丰富了中国传统文化，也对中医理论、中医医德、中药方剂产生了重大影响。

第一节　佛教概说

一、佛教的起源

　　佛教与基督教、伊斯兰教并称世界三大宗教。佛教发源于公元前 6 世纪的古代印度，公元前 3 世纪开始向外传播。印度最早称为"身毒"，唐初改称"天竺"，唐玄奘取经后，根据音译改称"印度"。

　　一般认为佛教传入中国的时间是公元 1 世纪的东汉，此后佛教在中国得到迅速发展，中国甚至成为佛教的再传中心。佛教在中国的传播大致经过了初传阶段（汉代）、发展阶段（魏晋南北朝时期）、成熟阶段（隋唐时期）和衰微阶段（宋元明清时期）。

　　古代印度在从原始社会向阶级社会过渡的过程中，出现了种姓制度，即将人分为婆罗门、刹帝利、吠舍和首陀罗四大种姓，种姓之间界限森严，不能通婚。婆罗门是控制宗教祭祀权的僧侣阶层，是最高阶层，是神权的代表；刹帝利是包括国王和武士阶层的贵族集团；吠舍是具有人身自由的普通村落成员，从事农业、畜牧业、手工业生产；最下等的是首陀罗，由破产农民、失去自由的吠舍人、战争俘虏等组成。为了便于统治下等贫民，统治阶级散布神话，说婆罗门是造物神梵天用口造出来的，刹帝利是用两臂造出来的，吠舍和首陀罗是用两股和两脚造出来的。这与西方统治阶级用"上帝造人、君权神授"愚弄大众相似。在这种大背景下出现的倡导众生平等的佛教，具有一定的进步意义。

　　佛教的创始人是释迦牟尼。释迦牟尼姓乔达摩，名悉达多，成道后被尊称为释迦牟尼，意思是"释迦族的圣人"。他生活在公元前 7 世纪到前 6 世纪，活到 80 岁。有些东南亚国家把 1956 年作为释迦牟尼涅槃 2500 周年纪念，据此推断，释迦牟尼生于公元前624 年，卒于公元前 544 年，大体相当于中国的春秋时代，与孔子生活年代相仿。

　　乔达摩家族属于刹帝利种姓。释迦牟尼的父亲是迦毗罗卫的国王，母亲是天臂城主的女儿。当时战争频发，社会矛盾尖锐，弱肉强食、尔虞我诈随时可见。释迦牟尼 29岁出家，与憍陈如等 5 名同族子弟结伴为僧，35 岁在菩提树下得道，并向弟子讲授参悟的佛法，憍陈如等人成为他的第一批弟子，佛教史上称为"初转法轮"。"初转法轮"产生了佛、法、僧，这是佛教形成的标志。佛，是释迦牟尼；法，即苦、集、灭、道"四谛"；僧，即出家弟子。

二、佛教的中国化

佛教传入中国时，正是谶纬之学盛行之时。皇室贵族都信谶纬之学，他们认为佛教也是一种道术，是96种道术之一，称之为佛道或释道，佛道并提是当时的流行提法。从三国到晋代，佛教依附于玄学，得到快速发展。

佛教传入中国的具体时间，一般认为是东汉明帝刘庄永平十年（公元67年）。公元64年，汉明帝刘庄梦到放光金人在殿前飞绕，醒来问群臣是何神，大臣傅毅告诉他，西方有个得道者被称为"佛"，身有日光，能飞行虚空，明帝所梦应该是佛。因此，刘庄就派使臣前往西方寻求佛法。公元67年，蔡愔等求法使臣回到洛阳，迎来西域佛子，建白马寺。

印度佛教自两汉之际传到中国，许多佛经被翻译成汉语，佛教在中国广泛传播，这一过程持续到宋代，前后约历经10个世纪之久，这是外来文化第一次长时间地输入中国。佛教的传入不仅带来了印度文化，还带来了希腊文化、波斯文化，由此形成了规模宏伟的中外文化交融现象。这是中印两大文明古国异质文化的成功交流，是世界文化交流史上的典范。这一文化交流的伟大实践，展示了中华民族在吸收外来文化方面的充分自信、博大胸襟、开放性与同化力，也体现了佛教适应不同地域、满足不同民族精神需求、与时俱进的文化品格。佛教在中国的长期流传过程中，逐渐与中国实际相结合，实现了"佛教中国化"，形成了"中国化佛教"。

佛教进入中国后，发展为中国的佛学，并分为若干宗派。一般认为，中国早期的佛教没有宗派，南朝末年才产生了中国佛教的宗派。南北朝时期，南北分裂，各自独立，佛教也因之而形成两大派：南方重理论，偏于思辨，不重禅法；北方重修持、禅定，倾向于苦行，盛行禅法与净土的信仰，偏重戒律，并杂以阴阳方术。这一时期的佛教宗派主要包括三论宗、天台宗、华严宗、慈恩宗、律宗、净土宗、密宗、禅宗等，其中影响最大的是禅宗。

禅宗、禅学的出现，是佛教、佛学汉化完成的标志。达摩被奉为禅宗的初祖，但当时并没有禅宗的存在，真正建立禅宗的是唐代僧人慧能，后被奉为禅宗六祖。以慧能为界的禅宗发展史，是从客观唯心主义转向主观唯心主义的过程，在否定客观的同时，把主观能动性发挥到极致。禅宗祖师达摩在少林寺面壁十年，觉悟成佛，传至五祖弘忍，弘忍将死，欲将衣钵传给神秀和慧能两弟子之一，于是出题目考查准继承人的悟性，要求弟子各做一偈。

神秀在墙上写下了流传至今的著名的偈：

身是菩提树，心如明镜台。时时勤拂拭，莫使惹尘埃。

五祖弘忍大师看了此偈后，认为神秀还未真懂佛性，还在佛门外。慧能自念一偈，请人写在墙上：

菩提本无树，明镜亦非台。本来无一物，何处惹尘埃。

此偈语一出，全寺僧徒大惊，无不惊其聪慧、有悟性。于是，五祖弘忍就把住持之位传与慧能，成为禅宗六祖。

第二节　佛家的主要思想

一、佛教的核心教义

佛教教义的主要内容可分为两大方面。一是关于善恶因果与修行的，这是佛教教义的实践方面、宗教方面、道德说教方面。二是关于生命和宇宙真相的，这是佛教教义的理论方面、哲学方面、辩证思维方面。佛教关于生命和宇宙的真相的理论，是建立在佛教修行（主要是禅悟）基础上的成果。从具体内容上看，这两大方面虽有差异，但不能截然分开。

关于佛教的基本教义，学界说法并不完全统一，归结起来主要包括缘起、法印、四谛、八正道、十二因缘、因果业报、三界六道、三十七道品、涅槃，以及自成一体的密宗法义等，其中最根本的是四谛、八正道、十二因缘。佛教有浓厚的悲观主义色彩，认为生老病死，一切皆苦，存在本身就是痛苦。佛的最高目标是铲除无明，了解或认识存在的因果关系，从而跳出轮回，达到涅槃。

（一）四谛

"四谛"又称"四圣谛""四真谛"，是佛教最基本的教义。"谛"即"真理"，"四谛"是释迦牟尼最早证悟并向信众宣讲的道理，是关于生死和涅槃因果的理论。"四谛"包括苦谛、集谛、灭谛、道谛。

苦谛是现实存在的种种痛苦。包括生、老、病、死、怨憎会、爱离别、求不得、五蕴（阴）炽盛八种。生、老、病、死是生理上的痛苦；怨憎会、爱别离、五阴炽盛和求不得是精神上的痛苦。所谓怨憎会，即和怨恨、憎恶的人或事物在一起，无法摆脱，是一种痛苦；爱别离，即和自己亲爱的人分离，是一种痛苦；五阴炽盛"五"是指色、受、想、行、识五种情况，凡是有形可以指得出来的，都叫作"色"；"受"是经受的种种苦的、乐的境界；"想"是心里的种种好的、坏的念头；"行"是心中所持的念头，一个去了一个又来，没有停歇；"识"是分别种种境界的意识，这五种情况遮盖了人的本性，可以使人的心迷惑，造出各种"业"，故称为"五阴"。因为五阴，贪、嗔、痴的念想和行为就会显现。求不得，即想得到的东西却总是得不到，又是一种痛苦。

苦的原因是什么？佛教称为"集"。"集"就是集合的意思，亦即一切苦都是因缘的集合。集谛是指造成痛苦的原因和根据，包括"佛教三毒"——贪、嗔、痴。佛家认为，因缘有两类，一类是"业"，它包括人的一切思想言行，作"业"好比播种，后来的苦都是由先前的"业"所导致，"业"是致苦的主因，亦即人们常说的"因果报应"；第二类是"烦恼"，它又是作"业"的原因。愚蠢引起心烦作恼，由此而致的行动便是作

"业"，烦恼是致苦的助因。

灭谛指人生苦难的灭寂、解脱，即"业"和烦恼的灭绝，从而进入涅槃，即无痛苦、无烦恼的理想状态。

道谛是灭苦的道路，也是进入涅槃境界所必须遵循的方法。释迦牟尼将这些方法归结为八种，即"八正道"。八正道是佛教修行的基本起点，以后诸多的佛教修行方法皆由此派生。

苦是核心（世间一切皆是苦），集是原因（为什么苦），灭是理想（断灭一切世俗痛苦，进入"涅槃"的理想境界），道是方法（如何实现"涅槃"的理想）。四谛说是原始佛教的人生观，反映了当时印度的社会现实和苦难众生希望摆脱痛苦的诉求，后世佛教部派许多有关人生、宇宙的解释，都源于"四谛"。

（二）八正道

八正道，是合乎正法的八种悟道成佛的途径，也就是灭谛所谓达到无烦恼的理想状态的八种方法。八正道是四谛中道谛的具体内容，通过八正道的修行就能通往成佛之路。这八种方法分别是：

正见：即正确的见解，是对缘起论、四谛等佛教教义理解信服，并坚定不移地信奉。

正思维：即正确的思维，是断除邪恶的欲念，生起正当的欲念。

正语：即正确的言语，亦即不妄语、不慢语、不恶语、不谤语、不绮语、不暴语，远离一切戏论。

正业：正确的行为活动，也就是不杀生、不偷盗、不邪淫等，诸恶莫作，众善奉行。

正命：即正确的生活方式，即远离一切不正当的职业和谋生方式，如赌博、看相、占卜等。

正精进：即通过正确的修行，使自己的身心臻于完善。到达这一阶段的人将完全理解自己行为的目的，无论衣食住行、工作休息，都能毫不松懈地按照佛法行动，从而达到了至善至美的境界。

正念：即正确的思维，牢记佛法，念念不忘佛教真理。到达此阶段的人，完全抛弃了"我"的念头，只考虑世界的真相，不再执着于不如实、不如理的妄想。

正定：即对佛法有坚定不移的定见，专心于精进的修行。到达此阶段的人，完全抛弃了无根据的信仰和妄想，不再混乱与恐惧，做到身心寂静地修行。

这八正道中，正见、正思维、正念、正定是精神生活一类；正命、正业是物质生活一类，正语、正精进则是兼而有之。

（三）十二因缘

十二因缘是指无明、行、识、名色、六入、触、受、爱、取、有、生、老死。这十二个环节环环相扣，顺逆都互相缘生缘灭，故称十二因缘。

无明是指众生对佛法真理、对宇宙人生真相的无知状态。正因为无知，由此产生行，即意志活动，这就是所谓的无明缘行。行，是意志活动；识，是精神活动。行缘识是指按照意志活动投生后产生最初的意识。以此类推，识缘名色、名色缘六入、六入缘触、触缘受、受缘爱、爱缘取、取缘有、有缘生、生缘老死。

十二个环节辗转不断地生死轮回，互为因缘。由此可见，众生之所以有生死轮回种种痛苦烦恼，根源在于无明，即对生活真实的无知。反之，只要破除无明，就可以灭除生死轮回的痛苦而获得解脱。

（四）佛

佛是"佛陀"的简称，中国古籍中也译为"浮屠""浮图""没驮""勃驮"，意为"觉悟者"或"智者"。释迦牟尼于菩提树下若干昼夜冥想之后，终于大彻大悟而成佛。后来，佛的观念在众僧中逐渐被神化，成为了一种解脱生死轮回、进入涅槃境界的神圣存在。

小乘说佛，一般专指释迦牟尼，认为佛是修行的最高果位，是芸芸众生无法企及的；大乘则认为人人皆可成佛，并创造出许多新佛，如释迦之前的六世佛和释迦之后的弥勒佛等。大乘还将修行圆满者都称作佛，于是便有了三方十世众佛之说。在中国，禅宗传至五世时发生了分裂，神秀创北宗，慧能创南宗，南宗慧能主张"顿悟""见性成佛"，认为在担水劈柴、烧菜煮饭这些日常工作中都可能领悟佛理，见性成佛，佛的称谓进一步世俗化。佛教的图腾标志是盛开的莲花，充满和平祥瑞之意，标志符号是"卐"，被认为是太阳或者火的象征。它源于梵文，原意是胸部的吉祥标志。

佛教典籍中有横三世佛之说，即西方极乐世界阿弥陀佛，中央娑婆世界释迦牟尼佛，东方净琉璃世界药师王佛。又有竖三世佛之说，即燃灯古佛为过去佛，释迦牟尼为现在佛，弥勒为未来佛。在现世中，佛祖是释迦牟尼，弥勒的果位只是菩萨，只有在未来世界中，弥勒才成为佛，称为佛祖。

释迦牟尼佛　佛教的创始人，姓乔达摩，名悉达多，古印度迦毗罗卫国（今尼泊尔境内）净饭王的儿子，生活年代大体相当于我国的孔子时代。因是释迦族人，故被称为释迦牟尼，即"释迦族的圣人"。从宗教史看，释迦牟尼是一位历史人物，活到80岁，但在他去世后不久，他的形象就开始被神化，以至大乘佛教时期，释迦牟尼已成为一个法力无边、神通广大的佛神。

弥勒佛　在中国百姓中，弥勒与观音是人们最喜闻乐见、最虔诚信仰的佛菩萨，家喻户晓，妇孺皆知。在佛教大菩萨中，弥勒代表大慈——给予人们以欢乐，观音则象征大慈大悲——可以救苦救难。

弥勒为什么既是菩萨又是佛呢？为什么所有的佛都无比庄严神圣、所有的菩萨亦极尽华美高贵，唯独弥勒"不修边幅"，是平常人的模样呢？

弥勒与文殊、观音、地藏等其他大菩萨不同，他不是传说人物，而在历史上确有其人，他出身于古印度一个婆罗门家庭，少年时期便跟随释迦牟尼出家。据佛经记载，弥勒是继释迦牟尼之后的未来佛，他象征着未来世界的光明和幸福。

北京潭柘寺弥勒佛龛两边的对联大概是最有名的："大肚能容，容天下难容之事；开口便笑，笑世间可笑之人。"这副对联，把弥勒佛的形象勾勒得栩栩如生、风趣雅致。峨眉山上也有弥勒佛一尊，其对联为："开口便笑，笑古笑今，凡事付之一笑；大肚能容，容天容地，于人何所不容。"与潭柘寺对联有异曲同工之妙，更重要的是它蕴含着人生哲理，告诉世人要达观，有气度。要能做到这一点，需要有极好的修养。

济南千佛山的弥勒佛对联为："笑到几时方合口，坐来无日不开怀。"这则对联是历代文人感兴趣的话题。它幽默含蓄，把古代文人那种愤世嫉俗的傲气、与世无争的思想，用俏皮话的形式表达出来，亦庄亦谐。与此相映成趣的是四川乐山凌云山山门关的弥勒佛对联："笑古笑今，笑东笑西，笑南笑北，笑来笑去，笑自己原来无知无识；观天观地，观日观月，观上观下，观他人总是有高有低。"这种模拟弥勒佛的自嘲，透出一种认识他人与认识自己的清醒。

阿弥陀佛 西方极乐世界的教主，略称"弥陀"，亦称为"无量寿佛""无量光佛"。许多佛经中提到阿弥陀佛主持西天之事，如《阿弥陀经》说："尔时佛告长老舍利，从是西方过十万亿佛土，有世界名极乐，其土有佛，号阿弥陀，现今说法。"《无量寿经》也说："念此佛号名，并深信不疑，则不仅水火不伤，而且还能往西方净土。"唐善导所创的净土宗即以此为主要信仰对象，要求信众日夜念诵"南无阿弥陀佛"六字名号。由于净土宗的传播，阿弥陀佛在中国影响深远，在一般寺院的佛殿中，阿弥陀佛的坐像常与释迦、药师二佛并列，合为三尊。

（五）佛教三学

戒、定、慧被称为佛教三学。所谓"戒"，就是要约束身心，防止作恶，不杀生、不偷盗、不邪淫、不妄语、不饮酒等就是人们所熟悉的戒律；"定"，即禅定，调身、调息、调心，达到身心安和；"慧"，即智慧，开动脑筋，领悟佛法，摒除烦恼，证悟真理。

"三学"通过彻底转变修行者的世俗欲望和原来的错误认识，以达到超脱生死轮回的境界。在三学中，以"慧"最为重要，"戒"和"定"都是获得"慧"的手段。只有获得"慧"，才可完全超脱生死轮回，达到"涅槃"境界。

《西游记》中的猪八戒是人们耳熟能详的。传说猪八戒是御车将军转世，那时正是佛教密宗，也就是喇嘛教在中原比较兴盛的时候，到了明代，喇嘛教在中原衰退，同时道教重新兴起。因此，猪八戒的佛教地位就让给了道教地位，变成了天蓬元帅。八戒是佛教对教徒的要求，一戒杀生，二戒偷盗，三戒淫，四戒妄语，五戒饮酒，六戒着香华，七戒坐卧高广大床，八戒非时食。

（六）早期佛与道、儒的关系

1. 佛与道的关系

东汉时，张道陵奉老子为教主，以《道德经》为主要经典，同时吸收某些原始宗教信仰、巫术和神仙方术等思想，创立了道教。汉代早期的道教，注重吸收佛教的义理、戒律仪式，后来逐渐演变为魏晋南北朝的神仙道教，并从下层民众逐步进入上层士大夫社会。

佛教是外来宗教，其传入中国后，为了巩固地位，就要依附鬼神方术和中国土生土长的道教，即所谓的"佛似道术"。但两者之间也有矛盾，较为突出的是理论方面。佛教有一整完整的理论体系和相关著述，而道教除了服食、炼丹等方术外，几乎没有完整的理论体系。

佛教传入中国初期虽依附方术，但佛与道的关系主要表现为佛道相争，这在统治阶层尤为明显。如南北朝时，北方元魏道教天师寇谦之集道教方术之大成，又兼修儒教，他通过崔浩怂恿元魏太武帝摧毁佛法，教帝立崇虚寺，供养道士。但以后的皇帝又重佛法，至孝明帝时，佛、道争论于殿庭之上，道教几败。在南朝，则有葛洪、陶弘景等重要道教代表人物。葛洪著有《抱朴子》一书，提出了"玄"的概念作为天地万物的根源，他大力提倡服食丹药、求神仙等方术。陶弘景是著名的炼丹家和政客，号曰"山中宰相"，著有《真诰》一书。葛、陶大肆宣扬得道成仙，长生不老。这种幻想恰恰迎合了统治者的心意。

佛教主张生为空幻，要追求解脱、涅槃，想要跳出"轮回"，主张"无生"，与道家的教义差异在统治阶层引起了激烈的争论。在唐朝，佛与道的斗争更加明显。唐初，佛、道并存，为统治需要，唐初以道教为尊，但后来的帝王大多尊崇佛教，两者的矛盾再次激化。

2. 佛与儒的关系

佛教初传入时，儒佛相安。后汉牟融作《理惑论》，以通两家之义。三国时代，康僧会本是佛徒，却力主调和两家之论。两晋南北朝时，儒者或兼采佛教名理以自怡悦，或漠然置之。东晋时流行的玄学是儒家封建思想的表现，这时佛、儒两家思想互相结合，互相补充，如孙绰本是儒家，作《喻道论》，阐明孔、释本是一家。此时儒门之士，多归心佛法，而缁门佛徒，亦不废儒学，如慧远以高僧而深研儒学，这是最典型的例子；北齐颜之推，儒释并重；隋王通以儒者而推崇释、道，大有融合三教之势。南北朝一直到隋唐，许多义学高僧都出身于儒家士族，这些家族成员一旦失势，又往往寄情于佛学。

二、佛家的主要思想

佛教传入中国以来，得到迅速发展，并努力融入中国传统文化。自魏晋以来，佛教与儒、道，特别是道家的矛盾日益凸显，儒释道三教多次论辩，北魏太武帝、北周武帝、唐武宗因巩固统治需要，曾大肆灭佛，即"三武灭佛"。佛教遁世以求其志，变俗以达其道，更好地融入传统文化，成为中国传统文化的重要组成部分，对中医学的发展起到了积极作用。佛家思想的内容主要包括缘起论、无常论和慈悲观。

（一）缘起论

缘起，是释迦牟尼悟道成佛的证悟，是佛教的基本原理。佛教以缘起解释世界、生命及各种现象产生之根源，由此建立起佛教特殊的人生观和世界观。缘起，即诸法由因缘而起，谓一切事物均处于因果联系中，依一定条件产生变化，以此解释世界、社会、人生以及各种精神现象产生的根源。释迦牟尼曾经给缘起下了这样的定义："此有故彼有，此生故彼生，此无故彼无，此灭故彼灭。"《中阿含经》说："若见缘起便见法，若见法便见缘起。"《造塔功德经》说："诸法因缘生，我说此因缘，因缘尽故灭，我作如是说。"

缘起论是佛法的代表，是佛教与其他宗教或古今任何哲学流派相区别的根本特征。它以"法印"为基础，以"十二因缘""四谛""八正道"为中心思想。所有佛教之教法均以缘起论为依准，反之则不能称为佛教。

缘起论主要包括事物的因果关系和依存关系两方面。缘起论认为，因果律是宇宙万法固有的法则，宇宙的生成不是神灵的创造、万物的变异，并非上帝的支配，而是因缘和合而生起。缘起论认为，组成事物各元素的同时存在、相互依赖。认识的过程是六根将六境与六识相连而产生的各种精神现象，此过程就是因缘和合。认识的根、境、识三要素都没有实体性，亦即它们不能各自单独存在，只有在三要素的相互作用和相互依存中才能认识其存在，才会有认识过程的发生。

（二）无常论

佛家认为，宇宙中没有永恒不变的东西，有生必有死，有始必有终，有盛必有衰。万事万物都是因缘而起，因缘而灭，缘起缘灭，迁流不断。因此，人的生老病死，万事万物的生死存灭，都逃不脱无常的范围。譬如，人生的生老病死是绝对的，要想长生不老和永远过着同样欢乐的生活是不可能的，人生的存在是暂时的、无常的，因而是相对的。因此人生无常，一切皆苦，要想离苦得乐，只有逃出"无常"的圈子，在空寂清静的涅槃境界中解脱痛苦的人生。

（三）慈悲观

慈悲是佛法的根本。《增壹阿含经》言："诸佛世尊，成大慈悲，以大悲为力，弘盖众生。"龙树菩萨也在其所著《大智度论》中对"慈"与"悲"分别做了解释："大慈与一切众生乐，大悲拔一切众生苦；大慈以喜乐因缘与众生，大悲以离苦因缘与众生。"

原始佛教认为，人生为"苦"，只有"灰身灭志"，才算是从"苦"中最后"解脱"出来。这种"苦"的教义，使人终生沉湎于寻求自我解脱的途径之中。大乘佛教则认为原始佛教太看重自我，太讲"自利"，因为在世间受"苦"的，不单是个人，而是"一切众生"，得到解脱的，也不应是个人，而应是"一切众生"。因此，它的口号是"救苦救难""大慈大悲""普度众生"，把悲天悯人作为道德的出发点，把"诸恶莫作，众善奉行，自净其意"作为行为的准则。

第三节　佛家思想对中医学的影响

佛教的传播，对中国文化产生了广泛而深刻的影响，佛教作为人类不同文化的往来之舟，带来了大量的西域文化。许多传教的高僧，本身就是医药学家、数学家、天文学家。由于秦汉时期，中医学的理论体系已经基本确立，佛教对中医学理论的影响有限，但对医德、药物等领域具有较大影响。

大量佛教医学著作被翻译融入中医药学。据统计，佛教医药文献被译成汉语的论医佛经有 85 部，如《佛说医喻经》《佛说佛医经》《千手千眼观世音菩萨治病合药经》《迦叶仙人说医女人经》《佛说咒时气病经》。《佛说医喻经》对疾病起因、治疗方法和预防措施做了精要论述，被视为佛教医学的纲领性经籍。

诸多著名医家思想受佛医影响极大。历史上许多中医医家成为佛教信徒，他们把佛医与中医相结合著书立说，救死扶伤。如晋代名医支法存、于法开、僧深，梁代陶弘景，唐代孙思邈、智𪸩、义净、鉴真、蔺道人，宋代施护、法贤、继烘等。明清佛门僧俗医家著作达 380 多部，其中僧医著作 40 部、居士著作近 350 部，冠以居士之名的有 50 余人，最著名的有李中梓、汪机、王肯堂、丁福保、程林、喻昌、程国彭等。

一、佛教传入中国之前中医的发展成就

佛教传入中国大概是在两汉之间的东汉初年，在此之前，中医学就经历了漫长的历程。从最早的摩擦生火、砭石、导引到中医药理论体系的建立，中医学已基本形成一套有理论、有实践的专门学科，主要表现在以下方面。

一是中医学理论初步形成。中国传统的阴阳五行学说渗透到中医学中，中医学的整体观、辨证论治等核心观念已经形成。如《黄帝内经》把阴阳的对立统一看作万事万物的普遍规律，《素问·阴阳应象大论》说："阴阳者，天地之道也，万物之纲纪，变化之父母，生杀之本始，神明之府也，治病必求于本。"阴阳学说不仅用于解释人体生理病理，还用于解释疾病的病因病机，以及诊断和治疗。同样，五行学说应用到中医学中，用于解释脏腑之间相互依存、相互制约的关系。

战国时期，中国学术界出现了"诸子蜂起，百家争鸣"的景象，一批医学巨著如《黄帝内经》在这一时期也相继问世，一些杰出的医学家如扁鹊也生活在这一时期。这为中医药理论体系的建立奠定了坚实的基础，中医学的整体观也是在这一大背景下形成的。东汉医家张仲景，在研习《黄帝内经》的基础上，对《素问·热论》等篇章进行了深入的研究，对东汉以前的临证医学做了全面的总结，撰写了《伤寒杂病论》一书。这本书全面概括了中医的望、闻、问、切四诊方法，阴、阳、表、里、寒、热、虚、实八纲以及汗、吐、下、和、温、清、消、补等八种治疗方法，确立了辨证论治的治疗原则。佛教进入中国之前，中医学的理论体系框架已经基本形成。

二是药物学的发展。《神农本草经》是我国现存最早的药物学专著，收载药物 365 种，其中植物药 252 种，动物有 67 种，矿物药 46 种，根据药物功效的不同，又分为

上、中、下三品。这本书包含了君臣佐使、七情和合的用药原则，四气五味的药性理论，以及药物的功效等等，是中药学的百科全书。

三是治疗学的发展。《素问·异法方宜论》说："砭石从东方来，毒药从西方来，艾灸从北方来，九针从南方来，导引按跷者从中央出。"这反映中医学在《黄帝内经》时代已经有了较为系统的治疗方法。

二、佛家思想与中医学汇通的过程

佛教的教义本来和当时中国的方术、道士的思想信仰相去甚远，但在传入过程中，为了能够站住脚，先要与中国本土的宗教特别是道教融合。中国人也以看待道教的眼光接受佛教，所以东汉时期的佛教属于道、佛融合时期，它依附于方术、道士。自佛教传入我国之后，佛教徒多习"五明"之学，其中之一为"医方明"，也就是有关医药学知识。他们既可凭医术养身自疗，又可借行医以弘扬佛法。故此后均有僧人事佛而兼医，即所谓的僧医。

自魏晋之后，寺院经济出现，标志着佛教在中国这块土地上真正扎下了根。这时，来我国传教的精通医学的僧侣和我国部分通晓医术的僧尼，一边传教，一边行医，一边著书。如西晋末年，支法存、仰道人、竺潜等，在传教同时为人治病。

隋唐时期佛学对中医学的影响最大，佛医学的发展也达到了顶峰。除僧医治病外，一些中国信佛医家接受佛医学的理论，把佛教四大说、五蕴说、缘起论引入中医理论中，并试图将上述理论与中医的阴阳五行学说相结合，在中医学史上产生了一定的影响。这期间把佛教引入医学理论的有巢元方、孙思邈、王焘等著名医家。著名的鉴真大师东渡日本，创建了唐招提寺，建坛受戒，广传戒律，是日本律宗始祖。鉴真亦精通医药，帮助日本人鉴别药物真伪，由于目盲，他仅凭鼻嗅、口尝、手摸辨别，一一品定，毫无错失。鉴真寂化前留下《鉴上人秘方》，对日本医药影响较大，14世纪之前，日本一直尊他为医药始祖。

宋元明清时期，佛医学整体上走向衰退，但佛医学理论已渗透到中医学中，佛医术如金针拨障术等已广泛为中医界接受。印度医药也被中医方药吸收，如牛黄清心丸、莲子草膏等。僧医医德对医学界影响很大，徐春甫、龚廷贤、陈实功、喻昌等一大批医家均有佛教的慈悲普度、积善修德、善恶报应等思想，对中医药学的繁荣发展起到了很大的推动作用。

三、佛家思想对中医学的影响

宗教的传播往往与医药并行，西医最早也是通过传教士传到中国。这主要有两方面的原因。一方面是因为宗教与医药都有救治身心的动机，另一方面是因为医药能治病救人，可以更好吸引民众信奉宗教。

发源于印度的佛教以及印度医学主要通过三种途径影响中医学。一是通过佛教影响中医学。印度医学包括阿育吠陀、尤那尼、悉达、瑜伽等。阿育吠陀是印度古代的主流医学，尤那尼主要是传入印度的阿拉伯医学，悉达是崇尚测算、占卜的心灵医学，瑜伽是一种心神贯注的肢体运动。印度医学在中国与印度的交流过程中，逐渐影响中医学。二是通过翻译佛经，把佛教中与医药相关的经典介绍到中国，如东汉安世高翻译的《佛说奈女耆婆经》等。三是前往印度求法的僧人带回了一些印度医学的相关内容，如唐代高僧义净曾到印度那烂陀寺学习医方明，他撰写的《南海寄归内法传》中有三章是关于医学的内容。

隋唐是中国的大一统时代，佛教也得到了前所未有的发展。在唐代 20 个皇帝中，除了唐武宗李炎，其他的都支持佛教。为维护统治的需要，唐王朝的统治者们儒、释、道三家并用。儒家为他们提供了三纲五常的伦理观念和正统的思想；道家提供了长生之术，许多皇帝都求长生不老；佛教使人们在诸多矛盾面前采取平和的心态，从而使社会保持相对的稳定。佛教进入到上层建筑，对中医学的发展有重要作用。中国古代文化在与古代印度佛教文化交流过程中相互影响、渗透、融合，因此形成了中国特色的佛教文化，它的副产品——中国的佛医学，对中医学具有渗透性影响，丰富和发展了中医学。佛教对中医学的影响主要体现在以下方面。

（一）佛家思想对中医理论的影响

1. 佛教四大理论对中医病因学说的影响

佛教认为地、水、火、风是构成世界的基本元素。地大以坚为性，能受持万物；水大以湿为性，能使物摄聚不散；火大以热为性，能使物成熟；风以动为性，能使物成长。中国传统文化认为，构成世界万事万物的基本元素是木、火、土、金、水，佛教则认为地、水、火、风是构成世界万物的基本元素。一大不调，就会产生 101 种病，四大不调，就会产生 404 种病。

佛教的这一思想，与中医学理论相通并影响了中医学。从《素问·调经论》的"夫邪之生也，或生于阴，或生于阳。其生于阳，得之风雨寒暑。其生于阴者，得之饮食居处，阴阳喜怒"至宋代陈无择提出"三因学说"，这些都表明多数疾病是来自人类自身。人们若能顺四时而适寒暑，和喜怒而安居处，节阴阳而调刚柔，就能避免许多疾病，即使已经发病也易于治疗。所以《素问·上古天真论》说："恬惔虚无，真气从之，精神内守，病安从来？"

佛学认为身内外"四大"能生 404 种病，智凯根据佛经中的说法，按疾病分为四大不调（一是劳累过度、二是饮食不节、三坐禅不得法、四是鬼魔所侵）和"业病"。所谓"业病"，是指因不善的行为所引生的必然果报，是医药无法治愈及各种不健康的心理因素所致的病。智凯认为："夫坐禅之法，若能善用心者，则四百四病自然瘥矣。"总之，人类对疾病不是无能为力的，应当充分发挥自我潜能，从而不治而愈。

此外，陶弘景、孙思邈、王焘等人也深受四大理论的影响，以四大代替五行解释人的生理和病理，如《备急千金要方》说："火去则身冷，风止则气绝，水竭则无血，土散则身裂。"明代张介宾、清代喻昌仍用四大理论解释疾病现象。

2. 佛教三学对中医养阴学派的影响

戒、定、慧是佛学必修三种学业，被称为佛教三学。戒是戒律，是佛门弟子的日常规范，不杀生、不盗窃、不邪淫、不欺骗、不喝酒；定是禅定，是摒除一切欲望，专心致志正审思虑，入定修持；慧是通过内心体验和证悟而获得佛教智慧，是宇宙最高和终极真理。通俗地讲，三学实际上就是虚、空、静。

这一观念对中医养阴学说的提出有一定启发。元代医家朱丹溪提出"阳常有余，阴常不足"论，认为保护阴气，要静心无念，静坐调身，减少耗散，戒除相火妄动，提出"存得一份阴液，便有一份生机"的观点。朱丹溪的观点对中医学产生了重要影响。

（二）佛家伦理对中医医德的影响

佛教普度众生、慈悲思想成为医家医学活动宗旨。我国诸多医学著作书名用"慈""惠""普济""普救"等，如《慈惠方》《慈济方》《慈幼纲目》《慈幼便览》《普济方》《普济良方》《普救回生草》等，体现佛教伦理对医家的影响。

医学道德论著中，孙思邈提出大医精诚，把佛教伦理写入其中。他说"凡大医治病，必当安神定志，无欲无求，先发大慈恻隐之心，誓愿普救含灵之苦。"医家以佛教普救众生宗旨，研读医学理论身居深山置生死于外；不虑长幼、贫贱，为救人可千里奔赴。孙思邈认为，不读佛经则不知有慈悲喜舍之德。他在《千金要方·大医精诚》中阐述的"仁爱救人、普同一等"的原则，成为中医伦理学的基本思想，"若有疾厄前来求救者，不得问其贫富贵贱，长幼妍蚩，怨亲善友，华夷愚智，普同一等，皆如至亲之想"。

（三）佛教方药对中药方剂的影响

《千金翼方》收录佛教医学诸多医方，如《千金翼方·小儿》中的治赤眼方《千金翼方·养生》的富蒲方、芪婆汤，《千金翼方·中风》的硫黄煎主脚弱连屈虚冷方，《千金翼方·杂病》的酥蜜煎主消渴方、羊髓煎主消渴口干濡咽方，《千金翼方·万病》的苦参硝石酒方、大白膏方、大黑膏方等。《外台秘要》收录佛医药酶酥煎丸、婆罗门僧疗大风疾方。

佛家提倡熏香沐浴，佛香的用途广泛，有焚香、涂香、浴香，可以起到净化环境、醒神怡神、除风湿痹、寒水热气的作用。原产于印度、西域、东南亚等地的龙脑、木香、白豆蔻、乳香、没药、郁金、诃黎勒、返魂香等数十种药物，伴随佛学传入我国，成为中药的重要组成部分。南北朝时陶弘景就将这类药物收入《本草经集注》中，以补充《神农本草经》。龙脑、麝香、胡椒、阿魏、沉香、苏合香、象牙、牛黄、丁香等，都是僧医带进中国的。

（四）禅宗与中医学

1. 禅与中医思维

中医学的思维方法与西医学和现代科学截然不同，它引入并发展了阴阳、五行、气化等中国古代的哲学概念，关注人与自然、人与社会的关系，从自然过程和生命过程的协同变化出发，确立了辨证论治的原则。这正是中医学的精髓所在，体现了东方文化的光辉和中华民族的智慧。

禅是东方精神的宝藏，每一种东方文化都可以或多或少地从禅学中发现自己的影子或者得到深刻的启示。禅本身也深受东方文化的影响，提倡不立文字，通过觉悟可以完全不用语言来传授教义。禅学认识到逻辑的局限性，认为瞬息万变的事物本身就是最深刻、最本质的真理，一旦述诸语言文字，便会产生偏差。

因此，佛学非常强调"见"的重要性，认为"见"是"知"的基础，这里的"见"就是觉悟的经验。由此我们可以理解中医学不得不用形象的语言描述无形的生命过程，用取象比类的方法概括不同的生命运动形式的原因。英国学者斯巴克思指出："这是一种不同于简单科学归纳的思维，而是复杂的、多途径的、多回路的思维。"悟性是思维的重要方面，理解是认识的形式，承认这种事实将使我们的思想从自己头脑中顽固的习惯势力的专制中解脱出来。

中医学的内涵，只有在自我理解、自我和谐中才能真正认识到它的妙合神机。这种理解、和谐深含禅意，往往难以用语言和逻辑来确切地表达。禅本身就是一种极高深的气功境界，它超越了一切相对的、有差别的表面现象，是在更高层次上的有序状态。这是对事物现存的绝对肯定和对事物本质的完整认识，是和谐归一的太极、无极态。因此在禅定中可以深刻体察宇宙间内外气机的变化、脏腑功能运行、药物的性味归经等。

2. 禅与中医理论

（1）禅与气的运动

禅强调无念、不思善、不思恶，气定神宁则气行有序。中医学认为气是维持人体生命活动的基本物质，气的运动称作气机，主要有升降出入四个方面，气通过升降出入维持平衡协调。如《素问·六微旨大论》说"升降出入，无器不有"，"非出入，则无以生长壮老已；非升降，则无以生长化收藏"，"出入废，则神机化灭，升降息，则气立孤危"。

《金刚经》说："应无所住，而生其心。"是指对世俗物质无所留恋才能深刻领悟佛，如有所住，则生执着、凝滞，有所贪求，就偏离了自然之道，阻碍气机的正常运行，所以中医认为思伤脾，思则气结，若情志郁怒不畅，则导致肝气郁结，进而可出现气滞血瘀，不通则痛等一系列病理过程。同理，道家讲求"无为而无不为"，《易传》也说："易无思也，无为也。"只有处于无思无为的禅境，才是真正地顺应了自然规律，才能达到《素问·上古天真论》所说的"形与神俱，而尽终其天年"，禅定境界中许多痼疾不药而愈，便是此理。

（2）禅与形神、天人关系

《荀子·天论》说："万物各得其和以生，各得其养以成，不见其事，而见其功，夫是谓之神。皆知其所以成，莫知其无形，夫是之谓天。"形即形体，是对人体脏腑组织的总称；神是指自然界物质运动变化的内在势力，是人体生命活动的外在体现。中医学认为，形与神关系密切，强调形与神俱，不可分离。形健则神旺，形衰则神惫。如《素问·上古天真论》提出了"形神合一"及"形与神俱"的观点，认为"故能形与神俱，而尽终其天年，度百岁乃去"。

"形神合一""自然无为"的境界就是禅。万物生存于禅中，不自知觉，而各得其所，平凡无奇，看似本来如此，却正是其神妙之处。禅是以其独特的顿悟体验，超理性地直接从整体上把握世界本质，与宇宙融为一体，即形神合一。

中医学"天人合一"的整体观与禅的整体顿悟体验有相通之处。顿悟的禅师们体验到"一切即一，一即一切"，通过"转山河大地为自己，转自己为山河大地"，使自我与万物在一种平和宁静的共存状态中，自然地融为一体。只有在这种状态中才能真正体悟中医学"天人合一"的思想境界。

（3）禅与辨证

《素问·阴阳应象大论》说："善诊者，察色按脉，先别阴阳。"因为阴阳是"变化之父母，生杀之本始"。《素问·六微旨大论》说："成败倚伏生乎动，动而不已则变作矣……不生不灭，静之期也。"佛家则素有"无常"之说，认为宇宙间没有任何事物是永恒不变的。禅要在瞬息万变之中体悟、把握不变的本质规律——无常，即以不变应万变、以静制动。《素问·阴阳离合论》说："阴阳者，数之可十，推之可百，数之可千，推之可万，万之大不可胜数，然其要一也。"这里的"一"，就是疾病的本质，就是辨证的关键所在。只有知常达变，在辨证时才能从千变万化的现象中把握本质，在论治时才能做到对症下药，病万变药亦万变。

3. 禅与中医诊疗

中医疾病诊断要求医生细心体察病情，望、闻、问、切四诊合参，宁心静气地体察病人的微妙变化。许多临床经验，如脉诊的微细变化，难以言传，只能"持脉有道，虚静为宝"，亲自体验，在脉学著作中采用取象比类的方法来描述。辨证时的悟性思维，《素问·八正神明论》称之为"慧然独悟"，后世医家又常称之为"心法"，如《医宗金鉴》中的伤寒心法要诀、杂病心法要诀、妇科心法要诀、儿科心法要诀等，清代程钟龄的《医学心悟》亦出于此。

针刺手法与技巧同样需要禅悟体验，如东汉名医郭玉说："腠理至微，随气用巧，针石之间，毫芒即乖。神存于心手之际，可得解而不可得言也。"陶弘景在评价张仲景辨证用药之神妙说："仲景用药，善以意消息。"也就是说，无论是针刺还是用药，都有难以言传之处。医家"悟"的境界是医术炉火纯青时出现的思想升华。禅同样是不可说的"悟"的体验，难以言传，故禅学有"不立文字"之说。恰恰是这种不言之教的非逻辑性，突破了用以表达逻辑思维的语言文字的禁锢，更接近事物的本来面目。医生诊病时如能处于禅境，摒诸外缘，医患合一，辨气别病，可以明显提高诊断的精确度。在治疗时鼓励患者放下思想包袱，不要把病看得太重，恬淡宁静，精神内守，则会最大限度地开发其潜能，达到提高疗效的目的。

4. 禅与中医养生

中医注重养生，将其贯穿于日常生活之中，具有平实、自然的特征，并根据四时阴阳变化具体提出了以内因为主的养生方法——春夏养阳，秋冬养阴。春养生气，夏养长气，秋养收气，冬养藏气。禅亦注重日常生活中的修养。禅的真正内涵并不是逃避生活，而是智者所特有的探求真理的方式。禅有时是出世的，但出世是为了更好地入世，出世能比入世更真切、更冷静地观察世界和人生，创造的是另一种积极的修身养性、立身处世的生活艺术。

禅悟首先改变的是人的心境，进而改变身体。明代袁了凡《静坐要诀》认为："修禅之法，行住坐卧，总当调心。"并提出调心三法，一为系缘收心，二为借事练心，三为随处养心。中医养生注重内在情志的调养，与此一致。禅在顿悟之后，不是无所事事，仍必须将自我融会于现实生活之中，以"平常心"体验"日日是好日，时时是好时"。这种内在的渐修，正是最佳的养生之道。

总之，佛教虽源于异域，但在中国传播过程中，逐渐被中国文化所同化，成为中国传统文化的重要组成部分。在中国医学史上，佛教对中医学的影响具有二重性，一是消极的阻碍作用，二是客观的促进作用。佛教的目的不是行医治病，但其依托医学宣扬教义的过程，必然会影响中医学。对佛教中的医学史料进行探讨，同样也会服务于中医学的发展。

【思考题】

1. 佛教的核心教义与中医学有何关系？
2. 佛家思想从哪些方面影响中医学？
3. 禅宗与中医学的关系如何？

【经典文献选段】

1.《金刚经》

如来者，无所从来，亦无所去，故名如来。

以无我、无人、无众生、无寿者，修一切善法，即得阿耨多罗三藐三菩提。

一切有为法，如梦幻泡影，如露亦如电，应作如是观。

凡所有相，皆是虚妄；若见诸相非相，即见如来。

过去心不可得，现在心不可得，未来心不可得。

应如是生清净心，不应住色生心，不应住声香味触法生心，应无所住而生其心。

2.《心经》

色不异空，空不异色；色即是空，空即是色。是故空中无色，无受、想、行、识；无眼、耳、鼻、舌、身、意；无色、声、香、味、触、法；无眼界，乃至无意识界；无无明，亦无无明尽，乃至无老死，亦无老死尽；无苦、集、灭、道，无智亦无得。

3.《坛经》

菩提本无树，明镜亦非台。本来无一物，何处惹尘埃。

外离相即禅，内不乱即定。外禅内定，是为禅定。

常自见己过，不说他人好恶，是自归依。常须下心，普行恭敬，即是见性通达，更无滞碍，是自皈依。

4.《华严经》

一花一世界，一草一天堂，一树一菩提，一叶一如来，一砂一极乐，一石一乾坤，一方一净土，一笑一尘缘，一念一清净。

5.《中阿含经》

云何苦圣谛？所谓生苦、老苦、病苦、死苦、怨憎会苦、恩爱别苦、所求不得苦。略五盛阴苦。

6.《佛说五王经》

何谓八苦？生苦、老苦、病苦、死苦、恩爱别苦、所求不得苦、怨憎会苦、忧悲恼苦，是为八苦也。

第五章　兵家思想与中医学　▷▷▷

兵家思想主要包括全胜思想、预防为主、知彼知己、顺势而为。兵家思想运用到中医学中，对中医学的理论构建、疾病防治、临床用药等起到了积极影响。

第一节　兵家概说

一、兵家

兵家，是中国先秦时期研究军事理论、从事军事活动的学派，是诸子百家之一。在中国，兵家自古以来一直颇受重视。据《汉书·艺文志》记载，兵家分为兵权谋家、兵形势家、兵阴阳家和兵技巧家四类。

兵家四圣，是指中国古代兵家的四位战略家与军事家，又特指先秦对战略与战争颇有研究的四位杰出人士，一般是指"孙、吴、膑、缭"，即孙武、吴起、孙膑和尉缭等四人，他们的主要著作有《孙子兵法》《吴子》《孙膑兵法》《尉缭子》等。这些著作均是当时战争和治兵经验的总结，提出了一系列战略战术原则，包含了丰富的军事辩证法思想和治兵作战的哲理。

二、孙子与《孙子兵法》

孙子，指孙武，是兵家思想的代表人物之一。孙武，字长卿，春秋末期人，生卒年月不详，约生于公元前 535 年，大约与孔子同时代。

据《新唐书·宰相世系表》记载，孙武原是陈国的公子陈完的后裔。公元前 672 年陈国发生内乱，陈完北奔齐国避难。齐桓公授之以"工正"之职，管理手工业生产。陈完后来改姓名为田完。田氏几代后，发展为齐国新兴势力的代表，并与以国君为代表的大批贵族相对立。到齐景公时，田完的第四代子孙田恒已是齐国的大夫。在齐国攻打莒国的战争中，田完的五世孙、孙武的祖父田书立了战功，齐景公便把乐安（山东惠民县）封给田书，作为他的采邑。又赐姓孙氏，以示嘉奖。

公元前 532 年夏，田氏联合鲍氏，击败执政的旧贵族栾氏、高氏，其主要人物栾施、高强两人逃往鲁国，即所谓齐国"四姓之乱"。

"四姓之乱"后，孙武及其孙氏家族的其他成员离开齐国故土，到南方新兴的吴国（即江苏中南部一带），过着隐居的生活。公元前 516 年，吴国公子光指使勇士专诸刺杀了吴王僚，自立为王，即吴王阖闾。公元前 512 年。阖闾决心与楚国大战，但苦无名将，很觉踌躇。大臣伍子胥一连七次向吴王推荐孙武，认为孙武是真正可以"折冲销敌"的主将人选，于是吴王决定召见孙武。

孙武带上他的"兵法十三篇"到吴宫晋见吴王。在回答吴王的提问时，孙武惊世骇俗的论断、独特新颖的见解，引起了一心图霸的吴王的深刻共鸣，他连声不迭地称誉孙武高妙的战争见解和横溢的军事才华，于是当即任命孙武为将军。自公元前512年任将军到公元前482年的黄池（今河南新乡市封丘县西南）会盟，孙武在吴国戎马生涯三十年，为吴国兼并战争立下了卓越战功。

《孙子兵法》是孙武晋见吴王阖闾时献上的一部独立的军事著作，后来又加上他在吴国的作战经验，从而更加完备。《孙子兵法》历来被尊为兵经，号称兵学鼻祖，两千多年来久负盛誉。司马迁说："世俗所称师旅，皆道孙子十三篇。"明代茅元仪在《武备志·兵诀评》说："前孙子者，孙子不遗；后孙子者，不能遗孙子。"

《孙子兵法》共十三篇，包括始计篇、作战篇、谋攻篇、形篇、势篇、虚实篇、军争篇、九变篇、行军篇、地形篇、九地篇、火攻篇、用间篇。除了辉煌的军事成就及文学思想外，还包含有丰富的哲学思想。

三、孙膑与《孙膑兵法》

孙膑，本名孙伯灵，生卒年不详，是战国时期著名的军事家，出生于阿、鄄之间（今山东省菏泽市鄄城县北），是孙武的后代。

最早明确记载孙膑有兵法的是《史记》，后来《汉书·艺文志》把它与《孙子兵法》并列，著录《齐孙子》八十九篇，绘图四卷。据考证，《孙膑兵法》大概在唐代以前散失。1972年2月，山东临沂银雀山一号汉墓出土了竹简本的《孙膑兵法》，这使失传已久的古书得以重见天日。

竹简本《孙膑兵法》分为上、下两编，上编可以确定属于《齐孙子》的十五篇，包括《禽庞涓》《见威王》《威王问》和《陈忌问垒》等；下编尚无法确定是否属于《齐孙子》的论兵之作。竹简本篇数大大少于《艺文志》著录本，也不是完善的版本。

孙膑曾与庞涓为同窗，庞涓后来出仕魏国，他认为自己的才能比不上孙膑，于是暗地派人将孙膑请到魏国加以监视。孙膑到魏国后，庞涓捏造罪名将孙膑处以膑刑和墨刑，想使他埋没于世，不为人知。齐国使者觉得孙膑不同凡响，于是偷偷用车将他载回齐国。

田忌经常与齐国诸公子赛马，设重金作为赌注。孙膑发现比赛的马脚力都差不多，可分为上、中、下三等，于是建议田忌加大赌注，并且向他保证必能取胜。孙膑在"田忌赛马"故事中所采用的方法，被视为"策对论"的最早运用。

公元前354年，魏国以庞涓为将率军伐赵，兵围邯郸。次年，邯郸在久困之下已岌岌可危，而魏军也因久攻不下，损失很大。齐国应赵国之请，以田忌为将，孙膑为军师，率军击魏救赵（即围魏救赵）。孙膑令轻骑部队乘虚直驱魏都大梁（今河南开封），以主力埋伏于庞涓大军归途必经的桂陵（今山东省菏泽市或河南长垣）。魏国因主力远征，都城十分空虚，魏惠王见齐军逼进，急令庞涓回师自救。刚刚攻下邯郸的庞涓闻大梁告急，急率疲惫之师回救，至桂陵时，遭到齐军迎头痛击，几乎全军覆灭，庞涓仅以身免，史称"桂陵之战"。

公元前342年，魏国在国力恢复之后再次发动战争，将矛头指向另一邻国韩国。韩国难以抵挡强大的魏军，遂派使向齐国求救。齐威王在魏韩两国几经激战、韩危魏疲之际，再次以田忌为将、孙膑为军师，出兵救韩。孙膑依然采用围魏救赵的计策，率兵长驱魏境，兵锋直逼大梁。魏国鉴于桂陵之战的教训，遂撤韩国之围，调十万大军，以太子申为上将军、庞涓为副，准备与齐军进行一场战略性决战。孙膑为调动敌人，创造战机，果断引兵东撤。一路上，他用减灶计造成齐军大量逃亡的假象，以诱敌深入。庞涓果然上当，便丢下步兵，率轻骑精锐兼程穷追，至马陵时，遭到齐军主力伏击，庞涓智穷力竭，愤愧自杀。齐军俘太子申，取得了马陵之战的重大胜利，史称"马陵之战"。

四、《三十六计》

《三十六计》，又称"三十六策"，是指中国古代三十六个兵法策略，源于南北朝，成书于明清。它是根据我国古代卓越的军事思想和丰富的战争经验总结而成的兵书，是中华民族悠久文化遗产之一。对于当代军事以及现代商战都具有直接的应用价值。原书共分六套，即胜战计、敌战计、攻战计、混战计、并战计、败战计，每套六个计谋，共有三十六计，分列如下。

胜战计：瞒天过海、围魏救赵、借刀杀人、以逸待劳、趁火打劫、声东击西。

敌战计：无中生有、暗度陈仓、隔岸观火、笑里藏刀、李代桃僵、顺手牵羊。

攻战计：打草惊蛇、借尸还魂、调虎离山、欲擒故纵、抛砖引玉、擒贼擒王。

混战计：釜底抽薪、混水摸鱼、金蝉脱壳、关门捉贼、远交近攻、假道伐虢。

并战计：偷梁换柱、指桑骂槐、假痴不癫、上屋抽梯、树上开花、反客为主。

败战计：美人计、空城计、反间计、苦肉计、连环计、走为上计。

三十六计在古代战争中经常被利用，且效果显著，如《三国演义》中诸葛亮一纸救江东的围魏救赵、袁绍诈取冀州城的趁火打劫、曹操借刀杀祢衡的借刀杀人、黄忠疲敌定军山以逸待劳等皆为"胜战计"；程昱用计诳徐庶的无中生有、曹操袖手除二袁的隔岸观火、邓艾奇兵度阴的暗度陈仓等则为"敌战计"；王允将貂蝉同许董卓吕布的连环计、诸葛亮智设的空城计、周瑜假书赚蒋干的反间计、周瑜打黄盖的苦肉计等皆属于"败战计"；孙坚换帻脱险境的金蝉脱壳、曹操乌巢烧粮草的釜底抽薪等则属于"混战计"；刘备三让徐州城的欲擒故纵、刘琦上楼抽梯则分别属于"攻战计"和"并战计"。此外，草船借箭、三英战吕布、千里走单骑、七擒孟获等，皆反映了古代兵家思想，取得了以少胜多、以弱胜强的实际效果。

第二节　兵家的主要思想

一、全胜思想

"全胜"思想源于春秋时期兼并战争的实践经验，受到传统兵学、儒学、道家思想的影响。兵家重视"不战而屈人之兵""必以全争于天下"的全胜战略。

《孙子兵法·谋攻篇》说："凡用兵之法，全国为上，破国次之；全军为上，破军次之……全伍为上，破伍次之。是故百战百胜，非善之善者也；不战而屈人之兵，善之善者也。"即强调非武力战争，不战而得到敌方之全国全军乃为上策。古代的军队编制为军旅卒伍，其中一军约为12500人，一旅约为500人，一卒约为100人，一伍为5人。本篇还指出具体的实施方法"兵不动而利可全，此谋攻之法也。""故善用兵者，屈人之兵非战也，拔人之城而且非攻也，毁人之国而非久也，必以全争于天下，故兵不顿而利可全，此谋攻之法也。"说明善用智谋，赢和全胜是兵家的核心思想。

孙子认为"兵者，国之大事，死生之地，存亡之道，不可不察也"，并从"道、天、地、将、法"的整体军事观念出发进行论述。如《孙子兵法·始计篇》说："一曰道，二曰天，三曰地，四曰将，五曰法……凡此五者，将莫不闻，知之者胜，不知者不胜。"军事作战中，孙子强调将的作用和人的作用。故《孙子兵法·用间》说："不可取于鬼神，不可象于事，不可验于度，必取于人。"

战争取得胜利的基本要素包括"民心、天时、地利、将才、法规"，也需要"度、量、数、称、胜"等国土、资源、人口、兵员等物资支撑，强调以人为本，"非利不动，非得不用，非危不战……此安国全军之道也"。

二、预防为主

兵家强调预防于未乱，谋略为先，有备无患，如此才能立于不败之地。对于敌人，主张"为之于未有，治之于未乱"(《司马法·仁本》)。

《孙子兵法·九变》说："夫未战而庙算胜者，得算多也；未战而庙算不胜者，得算少也。"

《孙子兵法·谋攻》曰："是故百战百胜，非善之善者也；不战而屈人之兵，善之善者也。故上兵伐谋，其次伐交，其次伐兵，其下攻城。攻城之法为不得已。"强调预防为主，不战而屈人之兵的重要性。

有关预防策略，兵家强调"以逸待劳""有备无患"，如《孙子兵法·九地》说"谨养而勿劳，并气积力，运兵计谋，为不可测"，要"实而备之"，"致人而不致于人"。《孙子兵法·形篇》说："昔之善战者，先为不可胜，以待敌之可胜。不可胜在己，可胜在敌。"指出善战者，先要创造不被敌人战胜的条件，等待和寻求战胜敌人的时机。自己不被敌人战胜，在于自己的主观努力；能够战胜敌人，在于敌人有可乘之机。《孙子兵法·始计》提出"攻其无备，出其不意"，强调要慎战而先胜。

三、知彼知己

"知彼知己"是孙子最著名的学术思想。《孙子兵法·谋攻》说:"知彼知己,百战不殆;不知彼而知己,一胜一负;不知彼不知己,每战必殆。"强调要熟悉敌我双方的情况,预先知己知彼是战争成败的关键。

战争取胜的先决条件,首先要深入了解己方的"道、天、地、将、法",做到有备无患;其次要了解敌方的人员、兵力、部署,不为假象所迷惑;三是要在战争过程中善于把握虚实、强弱、劳逸德行等具体战术问题。如《孙子兵法·始计》说:"兵者,诡道也。故能而示之不能,用而示之不用,近而示之远,远而示之近。"善用兵者,总是虚虚实实、真真假假,以达到迷惑敌人、以虚胜实、以弱胜强的目的。

在战术上则要重视敌人,采取以多胜少的战争艺术。《孙子兵法·谋攻》说:"故用兵之法,十则围之,五则攻之,倍则分之,敌则能战之,少则能逃之,不若则能避之。故小敌之坚,大敌之擒也。"强调在战略上有全局观念,战术上则要重视敌人,做好具体部署,争取各个击破,取得战争的胜利。

四、顺势而为

顺势而为,是指根据战争中不同的形势变化,因势利导,顺势而行。如《孙子兵法·势篇》说:"激水之疾,至于漂石者,势也。鸷鸟之疾,至于毁折者,节也。是故善战者,其势险,其节短,势如彍弩,节如发机。"国家与军队的力量对比与士气强弱是战争取得胜利的关键要素。故《孙子兵法·虚实》说:"人皆知我所以胜之形,而莫知吾所以制胜之形。故其战胜不复,而应形于无穷。夫兵形象水,水之行避高而趋下;兵之形,避实而击虚。水因地而制流,兵因敌而制胜。故兵无常势,水无常形,能因敌变化而取胜者,谓之神。"强调具体战斗队形的布置和具体的作战方案是因时制宜、因地而异的。

《孙子兵法·军争》说:"善用兵者,避其锐气,击其惰归,此治气者也。以治待乱,以静待哗,此治心者也。以近待远,以佚待劳,以饱待饥,此治力者也。无邀正正之旗,勿击堂堂之阵,此治变者也。"强调了顺势而为的原则。《孙子兵法·始计》则指出了具体方法:"利而诱之,乱而取之,实而备之,强而避之,怒而挠之,卑而骄之,佚而劳之,亲而离之。"战场的形势是不断变化的,因此战斗方案也是随时而变,但总体原则要"攻其无备,出其不意",以取得节节胜利。

第三节　兵家思想对中医学的影响

一、兵家思想与整体观念

如同孔子哲学的核心"仁"、老子哲学的核心"道"一样,孙子哲学的核心是"全",主张"安国全军之道"(《孙子兵法·火攻》)"知天知地,胜乃可全""自保而全胜"(《孙子兵法·地形》),故《孙子兵法·谋攻》说:"故善兵者,屈人之兵而非战也;拔人之城而非攻也,毁人之国而非久也,必以全争于天下,故兵不顿而利可全,此谋攻之法也。"

《黄帝内经》受兵家全胜思想以及古代哲学的影响,强调天人相应、天人合一,认为人生天地之间,人与自然环境息息相关,自然界之空气、水分、食物为维持生命所必须,气候、饮食的变化也会影响人体而产生疾病,人与自然构成一个有机整体。如《灵枢·岁露》说:"人与天地相参也,与日月相应也。"《素问·宝命全形论》亦云:"人以天地之气生,四时之法成。"

人是一种社会性的、以群体活动为主的动物,因此人的社会属性,如政治活动、经济收入、宗教信仰、家庭关系、心理活动等变化,会引起生理或病理变化,治疗时应知己知彼,形神并治。如《素问·调经论》说:"夫邪之生也,或生于阴,或生于阳。其生于阳者,得之风雨寒暑;其生于阴者,得之饮食居处,阴阳喜怒。"指出疾病的成因既可是自然气候的变化,也可以是饮食居住以及情志刺激的变化。因此,治疗时应当根据时令、季节不同,以及人的性别、年龄、体质、性格的不同而采取不同的治疗。故《素问·疏五过论》说:"圣人之治病也,必知天地阴阳,四时经纪,五脏六腑,雌雄表里。刺灸砭石,毒药所主,从容人事,以明经道,贵贱贫富,各异品理,问年少长勇惧之理,审于分部,知病本始,八正九候,诊必副矣。"

二、兵家思想与疾病预防

兵家强调预防为主,防患于未然,如《孙子兵法·谋攻》说:"是故百战百胜,非善之善者也;不战而屈人之兵,善之善者也。"这一思想在中医学养生防病方面得到了极好的体现。

疾病的发生发展是一个由表及里、由轻到重的过程,因此可以采取超前措施进行预防,以防患于未然。如《素问·阴阳应象大论》说:"故邪风之至,疾如风雨。故善治者治皮毛,其次治肌肤,其次治筋脉,其次治六腑,其次治五脏。治五脏者,半死半生也。"疾病的传变有一定的规律,治疗也当顺其传变规律依次论治。《素问·四气调神大论》说:"夫四时阴阳者,万物之根本也。所以圣人春夏养阳,秋冬养阴,以从其根,故与万物沉浮于生长之门……是故圣人不治已病治未病,不治已乱治未乱,此之谓也。夫病已成而后药之,乱已成而后治之,譬犹渴而穿井,斗而铸锥,不亦晚乎?"强调顺时而治,防患于未然的重要性。

《灵枢·玉版》说:"两军相当,旗帜相望,白刃陈于中野者,此非一日之谋也。能使其民令行,禁止士卒无白刃之难者,非一日之教也,须臾之得也。"指出两军对垒,旗帜相望,锋锐的兵器排列在原野,这局面不是一时谋划而成;能使所辖的百姓听从使唤,有令则行,有禁则止,境内终不蒙受兵戈与战乱的苦难,也非是一日教化的结果。《难经·七十七难》说:"上工治未病,中工治已病者,何谓也?然,所谓治未病者,见肝之病,则知肝当传之与脾,故先实其脾气,无令得受肝之邪,故曰治未病焉。中工者,见肝之病,不晓相传,但一心治肝,故曰治已病也。"后世根据这一原则防治疾病,常常取得较好疗效。如"冬病夏治""冬令进补"，以及培土生金、培土制水等治法，皆体现了预防为主的思想内涵。

三、兵家思想与疾病治疗

兵家强调，战争中应当根据敌我双方的不同变化形势，随时调整战略战术，要因势利导，顺势而治。如《孙子兵法·谋攻》篇说："故上兵伐谋，其次伐交，其次伐兵，其下攻城，攻城之法为不得已。"《孙子兵法·军争》说："故善用兵者，避其锐气，击其惰归，此治气者也……无邀正正之旗，勿击堂堂之阵，此治变者也。"具体则如《孙子兵法·势篇》所说："声不过五，五声之变，不可胜听。色不过五，五色之变，不可胜观也。味不过五，五味之变，不可胜尝也。"

兵家因势利导、顺势而为的军事思想应用到中医学中，有效地指导着疾病的治疗。如《素问·刺法论》提出："正气存内，邪不可干，避其毒气"的治疗原则。《素问·阴阳应象大论》说："其高者，因而越之；其下者，引而竭之；中满者，泻之于内。其有邪者，渍形以为汗；其在皮者，汗而发之；其剽悍者，按而收之。"指出了临床因势利导，给邪出路的原则与方法。如临床以桃核承气汤治疗蓄血发狂证、以大承气汤通便治疗小儿哮喘证皆属于《三十六计》中"围魏救赵"计谋的应用。对于湿与热结湿热病的治疗，叶天士提出的"或渗湿于热下，不与热相搏，势必孤矣"，即是根据兵家"共敌不如分敌"思想，采取的"分消走散"方法，分化瓦解，各个击破。

《素问·逆顺》根据"无迎逢逢之气，无击堂堂之阵"的兵法思想，提出了"无刺熇熇之热，无刺漉漉之汗，无刺浑浑之脉，无刺病与脉相逆者"的治疗方法。《灵枢·逆顺》说："上工，刺其未生者也，其次，刺其未盛者也，其次，刺其已衰者也；下工，刺其方袭者也……故曰：上工治未病，不治已病，此之谓也。"指出了不同疾病、不同病势，当采取不同的治则治法进行有针对性的治疗。

后世医家根据兵家思想和《黄帝内经》的治疗原则，进一步丰富了治疗疾病的治则与治法，如《旧唐书·方伎传·孙思邈》指出，善为医者当"胆欲大而心欲小，智欲圆而行欲方"。褚澄在《褚氏遗书》中提出："用药如用兵，用医如用将。善用兵者，徒有车之功；善用药者，姜有桂之效。知其才智，以军付之，用将之道也；知其方技，以生付之，用医之道也。世无难治之疾，有不善治之医；药无难代之品，有不善代之人。"

四、兵家思想与临床用药

（一）张从正与汗吐下三法的应用

张从正，字子和，号戴人，金代医学家，四大名医之首，睢州考城县郜城乡（今河南省民权县）人。张从正著述甚多，后被学生辑为《儒门事亲》，其中《汗吐下三法该尽治病诠》详细介绍了汗、吐、下三法的学术观点，记载了各种疾病的临床治疗，并附有医案。

张从正认为："夫病之一物，非人身素有之也。或自外而入，或由内而生，皆邪气也。邪气加诸身，速攻之可也，速去之可也，揽而留之，何也？虽愚夫愚妇，皆知其不可也。"认为病由邪生，邪去病自安。治疗上强调攻邪，善用汗、吐、下三法，"今予论吐、汗、下三法，先论攻其邪，邪去而元气自复也。况予所论之法，谙练日久，至精至熟，有得无失，所以敢为来者言也。"他认为发病途径有三，治疗亦当有三，"故天邪发病，多在乎上，地邪发病，多在乎下，人邪发病，多在乎中。此为发病之三也。处之者三，出之者亦三也"。

对于汗法，他认为只要邪气存于肌表，尚未深入，便可应用："诸风寒之邪，结搏皮肤之间，藏于经络之内，留而不去，或发疼痛走注，麻痹不仁，及四肢肿痒拘挛，可汗而出之。"他所指汗法，包括灸、蒸、熏、渫、洗、熨、烙、针刺、砭射、导引、按摩等，认为"凡解表者皆汗法也"。

对于吐法，他认为"风痰宿食，在膈或上脘，可涌而出之"。即凡风痰、宿食、酒积等在胸膈或胃脘之实证均可应用，并指出"引涎、漉涎、嚏气、追泪，凡上行者皆吐法也"。

对于下法，他认为"寒湿固冷，热客下焦，在下之病，可泄而出之"，下法不局限于通泻大便，"催生下乳、磨积逐水、破经泄气，凡下行者，皆下法也"。

总之，他将疾病概括为敌我双方，治疗则强调攻邪杀敌，祛邪务尽，并以《黄帝内经》理论为指导，概括药物五味于三法之中，"辛甘发散，淡渗泄，酸苦咸涌泄。发散者归于汗，涌者归于吐，泄者归于下。渗为解表，归于汗；泄为利小便，归于下。殊不言补。乃知圣人止有三法，无第四法也。"对于虚证治疗，则强调以食物调养之，"盖汗下吐，以若草木治病者也。补者以谷肉果菜养口体者也"。

（二）张景岳与新方八阵

张景岳，本名介宾，字会卿，号景岳，别号通一子，浙江绍兴府山阴（今浙江绍兴）人，明代杰出医学家，是温补学派的代表人物。张景岳儒学出身，幼随其父游京城，十四岁时从京华名医金英学医，尽得其传。中年从军，曾到过燕、冀、鲁等地，后回乡致力于医学。张景岳从军多年，深知兵家思想的战略与计谋，结合中医药特点，指出开方用药的原则与方略，总结整理出古方八略、八阵，新方八略、八阵等用兵之道分派医药。

张景岳在"古方八阵"的基础上，感觉"犹有未尽"，故又以己意化裁制定新方186首，仍分为补、和、攻、散、寒、热、固、因八阵。他在《景岳全书·新方八阵》中说："补方之制，补其虚也。凡气虚者，宜补其上，人参、黄芪之属是也……故善补阳者，必于阴中求阳，则阳得阴助而生化无穷；善补阴者，必于阳中求阴，则阴得阳升而泉源不竭。余故曰：以精气分阴阳，则阴阳不可离，以寒热分阴阳，则阴阳不可混，此由阴阳邪正之离合也。"指出了补方应用之法，以及阴阳调治原则。

《景岳全书·新方八阵》指出"和方之制，和其不和者也。盖病兼虚者，补而和之；兼滞者，行而和之；兼寒者，温而和之；兼热者，凉而和之……寒方之制，为清火也，为除热也。夫火有阴阳，热分上下。据古方书，咸谓黄连清心，黄芩清肺，石斛、芍药清脾，龙胆清肝，黄柏清肾……热方之制，为除寒也。夫寒之为病，有寒邪犯于肌表者，有生冷伤于脾胃者，此皆外来之寒，有阴寒中于脏腑者，此皆外来之寒，去所从来，则其治也，是皆人所易知者……"论述了补、和、攻、散、寒、热、固、因八阵的内涵以及相应药物，为临床用药指明了方向，提供了实用药物。

（三）徐大椿与用药如用兵论

徐大椿，原名大业，字灵胎，号洄溪，江苏吴江人（今苏州市吴江区人），性通敏，喜豪辩。他精勤于学，平生著述甚丰，皆其所评论阐发，其《医学源流论》有《用药如用兵论》一篇，根据兵家思想，指出用药攻疾如用兵除暴，切忌滥用；从"知彼知己，多方以制之"的指导思想出发，以战术比喻医术，提出治病的原则；最后以"衰敝之日，不可穷民力""富强之国，可以振威武"的观点，阐述药物的攻补原则。

他在《医学源流论·用药如用兵论》中指出："是故兵之设也以除暴，不得已而后兴；药之设也以攻疾，亦不得已而后用，其道同也。故病之为患也，小则耗精，大则伤命，隐然一敌国也。以草木之偏性，攻脏腑之偏胜，必能知彼知己，多方以制之，而无丧身殒命之忧。"

他指出"圣人之所以全民生也，五谷为养，五果为助，五畜为益，五菜为充，而毒药则以之攻邪。故虽甘草、人参，误用致害，皆毒药之类也。古人好服食者，必生奇疾，犹之好战胜者，必有奇殃"，认为药食同源，皆是以药食之偏性，纠正人体之偏病，过则为害。

他依据兵家思想，提出用药如用兵的原则和具体治疗方法。原则是"衰敝之日，不可穷民力也……富强之国，可以振威武也。然而，选材必当，器械必良，克期不愆，布阵有方，此又不可更仆数也。孙武子十三篇，治病之法尽矣"。具体方法概括为"是故传经之邪，而先夺其未至，则所以断敌之要道也；横暴之疾，而急保其未病，则所以守我之岩疆也。挟宿食而病者，先除其食，则敌之资粮已焚；合旧疾而发者，必防其并，则敌之内应既绝。辨经络而无泛用之药，此之谓向导之师；因寒热而有反用之方，此之谓行间之术"。

《医学源流论·用药如用兵论》通篇运用类比手法，以用兵之道说明用药之法。首先指出用药攻疾如用兵除暴，切忌滥用；接着从"知彼知己，多方以制之"的指导思想出发，以战术比喻医术，提出治病的十条原则；最后以"衰敝之日，不可穷民力""富强之国，可以振威武"的观点，阐述药物的攻补原则。

综上所述，兵家以全为主的核心思想与中医学的整体观念思想极为相似，兵家众多的军事战略，对中医理论体系的形成，以及对疾病病因病机的认识都起到了积极作用，并有效指导着疾病的预防与治疗。

【思考题】

1.兵家的主要思想有哪些？

2.兵家思想在中医学中是如何运用的？

3. 怎样理解"用药如用兵"？

【经典文献选段】

1. 孙武《孙子兵法·谋攻篇》

孙子曰：夫用兵之法，全国为上，破国次之；全军为上，破军次之；全旅为上，破旅次之；全卒为上，破卒次之；全伍为上，破伍次之。是故百战百胜，非善之善也；不战而屈人之兵，善之善者也。

故上兵伐谋，其次伐交，其次伐兵，其下攻城。攻城之法，为不得已……故善用兵者，屈人之兵而非战也，拔人之城而非攻也，毁人之国而非久也，必以全争于天下，故兵不顿而利可全，此谋攻之法也。

故用兵之法，十则围之，五则攻之，倍则分之，敌则能战之，少则能逃之，不若则能避之。故小敌之坚，大敌之擒也。

夫将者，国之辅也。辅周则国必强，辅隙则国必弱。

故知胜有五：知可以战与不可以战者胜，识众寡之用者胜，上下同欲者胜，以虞待不虞者胜，将能而君不御者胜。此五者，知胜之道也。

故曰：知彼知己，百战不殆；不知彼而知己，一胜一负；不知彼不知己，每战必败。

2. 张从正《儒门事亲·汗吐下三法该尽治病诠》

夫病之一物，非人身素有之也。或自外而入，或由内而生，皆邪气也。邪气加诸身，速攻之可也，速去之可也，揽而留之，可乎？虽愚夫愚妇，皆知其不可也。及其闻攻则不悦，闻补则乐之。今之医者曰：当先固其元气，元气实，邪自去。世间如此妄人，何其多也！夫邪之中人，轻则传久而自尽，颇甚则传久而难已，更甚则暴死。若先论固其元气，以补剂补之，真气未胜而邪已交驰横骛而不可制矣。惟脱脉下虚、无邪无积之人，始可议补。其余有邪有积之人而议补者，皆鲧堙洪水之徒也。

今予论吐汗下三法，先论其攻邪，邪去而元气自复也。况予所论之法，识练日久，至精至熟，有得无失，所以敢为来者言也。天之六气，风、暑、火、湿、燥、寒；地之六气，雾、露、雨、雹、冰、泥；人之六味，酸、苦、甘、辛、咸、淡。故天邪发病，多在乎上；地邪发病，多在乎下；人邪发病，多在乎中。此为发病之三也。处之者三，出之者亦三也。诸风寒之邪，结搏皮肤之间，藏于经络之内，留而不去，或发疼痛走注，麻痹不仁，及四肢肿痒拘挛，可汗而出之。风痰宿食，在膈或上脘，可涌而出之。寒湿固冷，热客下焦，在下之病，可泄而出之……辛、甘发散，淡渗泄，酸、苦、咸涌泄。发散者归于汗，涌者归于吐，泄者归于下。渗为解表，归于汗；泄为利小溲，归于下，殊不言补。乃知圣人止有三法，无第四法也。然则圣人不言补乎？曰：盖汗、下、吐，以若草木治病者也；补者，以谷、肉、果、菜养口体者也。

3. 张介宾《景岳全书·新方八略引》

补方之制，补其虚也。凡气虚者，宜补其上，人参、黄芪之属是也；精虚者，宜补其下，熟地、枸杞之属是也；阳虚者，宜补而兼暖，桂、附、干姜之属是也。阴虚者，宜补而兼清，门冬、芍药、生地之属是也……此又阴阳相济之妙用也。故善补阳者，必于阴中求阳，则阳得阴助而生化无穷；善补阴者，必于阳中求阴，则阴得阳升而源泉不竭。余故曰：以精气分阴阳，则阴阳不可离，以寒热分阴阳，则阴阳不可混，此由阴阳邪正之离合也。（补略）

和方之制，和其不和者也。盖病兼虚者，补而和之；兼滞者，行而和之；兼寒者，温而和之；兼热者，凉而和之。和之为义广矣，亦犹土兼四气，其于补泻温凉之用，无所不及，务在调平元气，不失中和之为贵也。（和略）

攻方之制，攻其实也。凡攻气者攻其聚，聚可散也。攻血者攻其瘀，瘀可通也。攻积者攻其坚，在脏者可破可培，在经者可针可灸也。攻痰者攻其急，真实者暂宜解标，多虚者只宜求本也。但诸病之实有微甚，用攻之法分重轻。大实者，攻之未及，可以再加；微实者，攻之太过，每因致害，所当慎也。凡病在阳者，不可攻阴，病在胸者，不可攻脏，若此者，邪必乘虚内陷，所谓引贼入寇也。（攻略）

用散者，散表证也。观仲景太阳证用麻黄汤，阳明证用升麻葛根汤，少阳证用小柴胡汤，此散表之准绳也。（散略）

寒方之制，为清火也，为除热也。夫火有阴阳，热分上下。据古方书，咸谓黄连清心，黄芩清肺，石斛、芍药清脾，龙胆清肝，黄柏清肾，今之用者，多守此法，是亦胶柱法也。（寒略）

热方之制，为除寒也。夫寒之为病，有寒邪犯于肌表者，有生冷伤于脾胃者，此皆外来之寒，有阴寒中于脏腑者，此皆外来之寒，去所从来，则其治也，是皆人所易知者。（热略）

固方之制，固其泄也。如久嗽为喘，而气泄于上者，宜固其肺；久遗成淋，而精脱于下者，宜固其肾；小水不禁者，宜固其膀胱；大便不禁者，宜固其肠脏；汗泄不止者，宜固其皮毛；血泄不止者，宜固其营卫。凡因寒而泄者，当固之以热；因热而泄者，当固之以寒。（固略）

因方之制，因其可因者也。凡病有相同者，皆可按证而用之，是谓因方。如痈毒之起，肿可敷也；蛇虫之患，毒可解也；汤火伤其肌肤，热可散也；跌打伤其筋骨，断可续也。凡此之类，皆因证而可药者也。（因略）

4.徐灵胎《医学源流论·用药如用兵论》

圣人之所以全民生也，五谷为养，五果为助，五畜为益，五菜为充，而毒药则以之攻邪。故虽甘草、人参，误用致害，皆毒药之类也。古人好服食者，必有奇疾，犹之好战胜者，必有奇殃。是故兵之设也以除暴，不得已而后兴；药之设也以攻疾，亦不得已而后用。其道同也。

故病之为患也，小则耗精，大则伤命，隐然一敌国也。以草木偏性，攻脏腑之偏胜，必能知彼知己，多方以制之，而后无丧身殒命之忧。是故传经之邪，而先夺其未至，则所以断敌之要道也。横暴之疾，而急保其未病，则所以守我之岩疆也。挟宿食而病者，先除其食，则敌之资粮已焚。合旧疾而发者，必防其并，则敌之内应既绝。辨经络而无泛用之药，此之谓向导之师。因寒热而有反用之方，此之谓行间之术。一病而分治之，则用寡可以胜众，使前后不相救，而势自衰；数病而合治之，则并力捣其中坚，使离散无所统，而众悉溃。病方进，则不治其太甚，固守元气，所以老其师。病方衰，则必穷其所之，更益精锐，所以捣其穴。若夫虚邪之体攻不可过，本和平之药而以峻药补之，衰散之日，不可穷民力也。实邪之伤攻不可缓，用峻厉之药，而以常药和之，富强之国，可以振威武也。然而选材必当，器械必良，克期不愆，布阵有方，此又不可更仆数也。孙武子十三篇，治病之法尽之矣。

第六章　宋明理学思想与中医学 ▷▷▷▷

　　儒学在发展中吸收道家、佛家的思想精华，在宋代形成了一种新的哲学思想——理学。金元时期，各医家同样在借鉴前人学说的基础之上，根据自己的临床经验提出新的医学思想，形成各具特色的学派。这种理学争于前、医家争于后的现象并非偶然，理学思想渗透了这些医家的医学行为和思想。明清时期，医学和理学的结合更是紧密，许多医家在理学中吸取精华来丰富自己的思想，"儒"与"医"相结合的局面形成。

第一节　宋明理学概说

一、宋明理学的概念

　　宋明理学指宋、元、明时期以讨论理气、心性问题为中心，批判地吸收佛道哲学而建立的新思想体系，既与汉代经学、魏晋玄学有所区别，又不同于佛道哲学。因其倡言"守道循理"，故又称"道学"或"新儒学"。广义理学指道学，它包括程朱学派、张载的气学派和陆九渊、王守仁的心学派。道学内部不仅有唯心主义不同流派的对立斗争，也存在着唯物主义与唯心主义、辩证法与形而上学的对立斗争。狭义理学，则专指程朱学派，是宋明道学的主流派。

二、宋明理学的特点

（一）思辨化的儒学

　　与先秦、汉唐儒学不同，宋明理学的一个突出特点是思辨性。佛教传入中国以后，因其三世因果的彼岸性深深吸引了儒学知识分子，也刺激了中国的本土宗教——道教和儒家思想的发展。但相对而言，儒家的应变总体上是滞后的。在唐代，儒家学者中的有识之士如韩愈、李翱等，就已经意识到儒学面临着佛、道二教尤其是佛教在文化上的挑战。但他们处理这个问题的方法比较简单化，韩愈主张"人其人，火其书"，用行政干预的方法来禁止佛教的传播和发展，李翱主张援道入儒、以儒包佛，来解决佛教文化的冲击。

　　宋代的理学家们认识到，儒学之所以会受到来自佛教和道教的挑战，主要原因在于儒学本身在形而上的层面上存在着严重的不足。儒家大部分原始典籍失传，直到近代才出土大量竹简，所以如何从哲学本体论上论证儒家思想的正当性与必然性成为儒学的一个重要课题。

先秦孟子从"四端"说出发，对儒家的性善论做了论证，荀子则从性伪说出发对性恶论做了论证，董仲舒把儒家道德嫁接在讲究阴阳灾异的世界观上，对儒学作了谶纬神学式的论证。在宋明儒学家看来，以往的论证要么是"不备"（不够充分，如孟子的），要么是"不明"（混乱不清或者错误，如荀子与扬雄的），而董氏的阴阳灾异和神学化的论证则更显得粗浅，实际上已误入歧途。

理学家们为了建立儒家的形而上学，借鉴了佛学在哲学本体论方面的成果。宋明理学之所以能够将儒学心性论提高到本体论的高度，与其对于佛教心性本体论的吸取有着密切的关系。佛学影响儒学最大者是其本体论的思维模式，宋儒之学虽然也主要是一种政治、伦理学说，但它所依据的哲学基础，已经不是"天人合一"，而是"本体论"的思维模式，这种本体论的思维方式来自佛学。另一方面，理学家在传统儒学中寻找能够用来构筑哲学形而上学的因素，例如被列于"六经之首"而最具形而上学性质的《周易》的道器观、孔子的"仁"学、《孟子》与《中庸》对"性"与"天"的探讨。理学家们吸收利用这些外来的和传统的文明成果，创造性地提出了许多富有特色的儒学形而上学本体论概念，并给予系统的哲学论证，如周敦颐、邵雍的"太极"、张载的"太虚"、朱熹的"天理"、王安石的"道"、陆九渊和王守仁的"心"等等。传统儒学经由理学家们的改造后，其道德信条式的理论体系终于变成以哲学形而上学为基础的哲学理论体系。就此而言，它体现着宋明理学家们融合创造的哲学智慧。

（二）以伦理道德为核心的儒学

从儒学的自身发展来看，理学作为一种哲学思潮或者儒学复兴运动，它所强调的义理之学是对于汉唐儒学的一种反动，表现出一种想要摈弃汉唐训诂之学而直接面向经典、恢复圣人之道的气势，颇有"文艺复兴"的味道。理学家们标榜自己的学说为"实学""实说"，批评佛老的学说、汉唐的章句之学和讲求诗词歌赋的词章之学为"虚学""虚说"。虚实之别，就在于是否讲求儒家的义理。理学所强调的义理，实质上也就是儒学的伦理道德学说，它包括儒家所提倡的纲常人伦及内含于其中的"所以然"与"所当然"的道理。

理学家所强调的义理，就其内容而言，与汉代董氏的儒学相比，其重点不在政治哲学上，而在伦理道德上；与先秦的元典儒学相比，其对伦理道德的阐述更侧重于哲学的表达。宋明理学家在儒学的伦理道德学说上，提出了一系列非常有逻辑层次的哲学范畴和理论结构。各种各样的理学本体论、作为道德基础的人性论、"存理去欲"或"存心去欲"的修养论、"格物"或"格心"的认识论、成贤成圣的境界论、修齐治平的功能论，均是以伦理道德为核心内容。

综观宋明理学，心学一派对于伦理道德以外的事物并无兴趣，理学一派由于"格物穷理"的理论指导，对于万物之理的认识仿佛也有超出伦理道德狭隘范围的趋势，然而其理论目的仍然指归于对儒家伦理的必然性、普遍性和绝对性的把握。所以，无论是理学的宇宙论、本体论或知识论，都不能简单地与西方哲学相比附，其思维的对象不是自然与万物，而是伦理与道德，其理论的旨趣不在于人类理智对于自然对象、人类理智自身的把握，而在于人类对于社会伦理价值与规范的正当性的认识和对于主体道德的个体自觉。

第二节　宋明理学主要的思想

一、周敦颐的"太极"说

周敦颐，原名敦实，字茂叔，道州营道（今湖南道县）人，历任州县地方官吏，并传道讲学，其著作有《太极图说》《通书》《文集》，后人编为《周子全书》。周敦颐在治学时，提出许多新问题，并做出新的论断，把儒学推进了一步。他所提出的无极、太极、阴阳、五行、动静、主静、至诚、无欲、顺化等理学基本概念，被后世的理学家反复讨论和发挥，构成理学体系的重要内容。周敦颐成为宋明理学的开山祖师。

周敦颐以儒家学说为基础，融合佛道，提出"太极而无极"的宇宙生成论。其《太极图》是根据宋初道士陈抟的《无极图》改造而成。陈抟的原图本是介绍道德修养方法的，而周敦颐将其改造为宇宙本体和万物演化过程的图式。他认为，无极（无）生太极（有），太极能动能静，动则生阳，静则生阴；动之极则走向静，静之极又回复为动，一动一静"互为其根"；阴阳生两仪（天地），再阴变阳合，生水、火、木、金、土五行；五行之气流动，推动春、夏、秋、冬四季运转。故五行统一于阴阳，阴阳统一于太极，太极本原于无极，无极是宇宙生成的根本。阴阳二气与五行之精巧妙凝合，又形成男女。变化无穷的万物中，人得天地之"秀"而为万物之灵。五行之性触感外物而动，则呈现恶与善，从而形成错综复杂的万物。

二、张载的"气"本体论

张载，字子厚，长安人，因久居陕西凤翔府郿县横渠镇讲学，学者称其为横渠先生。张载博览群书，其学以《易》为宗，以《中庸》为体，以孔、孟为法。张载认为一切存在和一切现象都是"气"，即"太虚"，主张"理在气中"，又认为只有"德性之知"才能认识"天下之物"。张载讲学关中，故其学派称为"关学"，其主要著作有《正蒙》《易说》《经学理窟》及《语录》，后人编为《张子全书》。

以"气"为本的宇宙本体论是张载思想的逻辑起点，也是北宋道学思潮中新理论建构不可或缺的一环。张载的"气"本体论较好地处理了形上与形下、本体与现象的关系，初步为儒家学说建构了一个宇宙本体论的基础。这一理论的形成既是佛、道二教思想挑战的产物，也是批判汉唐儒学和当时新起种种思想因素的结果。

在认识论上，张载提出了"闻见之知"与"德性之知"两个概念。这是中国古典哲学关于认识和知识理论的一个创举。张载认为人的知识是由耳、目、鼻、舌、身等感官接触外界事物而获得，即为"闻见之知"。但仅只闻见之知，并不能全面认识天下有形有象之事物，更不能穷尽无形的天下事物之理。要穷理尽性，必须有一种比闻见之知更广泛、更深刻的知识，就是"德性之知"。

人的认识过程分为闻见之知与德性之知两个阶段，即所谓的感性认识与理性认识。张载进一步认为，只有德性之知才为真知，才能反映万物的本性本质，"诚明所知，乃天德良知，非见闻小知而已。"（《正蒙·诚明篇》）在探讨人的认识来源时，已经看到了感性与理性，有限与无限，相对与绝对，现象与本质的辩证关系，并做了精辟的论述，从而对中国古代认识论做出了重要的贡献。

三、程颢、程颐的理学思想

程颢，字伯淳，曾历任县主簿、县令、太子中允、监察御史、镇宁军判官等职，后人称为明道先生。程颐，曾任汝团练推官、京西国子监教授、崇政殿说书等职，后人称为伊川先生。程颢与程颐是亲兄弟，少年时同时从师于周敦颐，并称为"二程"。

程颢与程颐一起，创立了"天理"学说。"理"成为"二程"哲学的核心，宋明理学也就从此得名。"二程"所谓的"理"，既是指自然的普遍法则，也是指人类社会的行为原则，它适用于自然、社会和一切具体事物。这就把儒家传统的"天人合一"思想，用"天人一理"的形式表达了出来，中国上古哲学中"天"所具有的本体地位，现在开始用"理"来代替了，这是"二程"对中国哲学的一大贡献。程颐的哲学对孔子的"仁"学有新的发展。程颐认为，"大抵尽仁道，即是圣人"，又说："学者须知识仁，仁者浑然与物同体，义、礼、知、信皆仁也。"他把先秦儒家"仁学"所强调的爱人、博施济众、克己复礼等，进一步发展为与"万物为一体"的境界，认为前者还只是仁的"用"（表现），后者才是仁的"体"（根本）。这一思想与张载的"民胞物与"思想有相通之处。

四、朱熹的哲学思想

朱熹，字元晦，号晦庵，南宋徽州婺源（今属江西）人。朱熹出身于"以儒名家"的"著姓"，曾拜李侗为师，是程颐、程颢的四传弟子，继承和发展了"二程"的"伊洛之学"，是理学（道学）集大成者，也是我国封建社会后期的一位博学的、影响最为深远的唯心主义哲学家。

朱熹的哲学体系以"二程"的理本论为基础，并吸取了周敦颐的太极说、张载的气本论及佛教、道教的思想。这一体系的核心范畴是"理"，或称"道""太极"。朱熹所谓的理，有几方面互相联系的含义。理是先于自然现象和社会现象的形而上者。朱熹认为理比气更根本，逻辑上理先于气；同时，气有变化的能动性，理不能离开气。他认为万物各有其理，而万物之理终归一，这就是"太极"。

理是伦理道德的基本准则。"太极只是一个理字"，太极既包括万物之理，万物便可分别体现整个太极。这便是人人有一太极，物物有一太极。每一个人和物都以抽象的理作为它存在的根据，每一个人和物都具有完整的理，即理一分殊，理在人身上就是人性。朱熹又称理为太极，是天地万物之理的总体，即"总万理"的那个理。气是朱熹哲学体系中仅次于理的第二个范畴，它是形而下者，是有情、有状、有迹的，具有凝聚、造作等特性，是铸成万物的质料。天下万物都是理和质料相统一的产物。朱熹认为理和气的关系有主有次，理生气并寓于气中，理为主、为先，是第一性的，气为客、为后，属第二性。

在人性问题上，朱熹直接继承了张载和"二程"的思想。张载把人性分为"天地之性"和"气质之性"两种，认为人性的善恶是禀气不同所造成的。朱熹对此说十分赞赏，认为这个思想"有功于圣门，有补于后学"，"发明千古圣人之意，甚为有功"（《语类》）。"二程"继张载后对"天理之性"和"气质之性"做了区别。在张、程思想的基础上，朱熹又全面论证了"天命之性"和"气质之性"的人性二元论。

"理"与"气"，人生不可缺少。"理"在人未形成之前浑然于天空，于人一旦形成，便附于人体，成为先验禀赋于人心的仁、义、礼、智等封建道德，是先天的善性所在，人人皆有，故名"天命之性"。人体形成之时，必禀此气，由于气精粗、厚薄、清浊、久暂的不同，就产生了善恶、贤愚、贫富、寿夭的不同和性格上的差异。它有善有恶，名曰"气质之性"。上述二性并存于人身，这就是朱熹的人性二元论观点。

第三节　宋明理学对中医学的影响

一、宋明理学对宋金元时期医家的影响

《四库全书·总目提要》说："儒之门户分于宋，医之门户分于金元。"宋朝是儒学向理学转变的开端，理学家们的这种由"舍传求经"到"疑经改经"的成功转变，为金元时期的中医家们开辟新的思想提供了很好的范例，无论是理学的形成模式，还是理学思想，皆深深地印刻在医家们的心中。金元时期的医家们皆纷纷效仿理学家们的"革新"思想和行为，提出自己新的思想，形成新的医学学派。现阶段，理学对医家的影响相关的研究成果比较局限，主要集中体现在刘完素、张元素、张从正、朱丹溪这四位医家身上。

刘完素受到宋时期理学的影响主要体现在两个方面。一方面，从刘完素所代表的河间学派上来看，河间学派的治学方法、学术流派的形成、学术争论的风气这三个方面深受当时理学学派的影响，河间学派的形成模式直接模仿了宋明理学学派的形成模式；另一方面，从医学思想上来看，刘完素提出的著名的"火热论"就是借鉴理学中"动则属阳"的观点，他对"火"的性质的认识也是吸收了理学家的思想。刘完素继承并发展了理学中的整体观及"天人合一"思想，从而构筑了自己的医学理论，同时又以理学中太极动静观来发挥火热论体系。

张元素受到理学的影响也主要体现在两个方面。一是从易水学派的构建上来看，易

水学派的治学方法、学术流派的形成、学术争论的风气三个方面同河间学派一样，深受当时理学学派的影响；二是从学术思想上来看，张元素著名的脏腑元气论是用理学中太极理气来阐述的，张元素用"气"之轻重厚薄的性质阐发中药药性的思想，这与宋代理学中"轻清者为天，重浊者为地"的观点不谋而合。

张从正把他的医学理论著作冠名为《儒门事亲》，但其中并无事亲内容，这是受到宋代理学家"百行孝为先"思想的影响。张从正提出的"古方不能尽治今病"的革新思想同样是受到了理学家革新儒学的启发。

朱丹溪先修习儒学，后从事医学，而他所在的时期，理学思想已经成熟，对他的学术思想的影响极大。近代学者在探究朱丹溪的学术思想渊源时，提出朱丹溪是将理学引入医学的第一人。很显然，这种结论还是比较片面的，但也从另一个方面体现出同时期的理学对朱丹溪的影响之深。朱丹溪的《格致余论》之书名，取自理学所言"格物致知"，后世整理他的学术经验和生平所述，冠之以《丹溪心法》，此中的"心法"，是取《大学》中的"诚意正心"之义，朱丹溪著名的"阳有余阴不足论""相火论"及他的病因病机学说均是以理学逻辑为基础而建立和发展的。不仅如此，理学中的"格物致知"、知行观、阳尊阴卑、动静观、理静而无欲的伦理观等思想都对朱丹溪的学术思想构建起着重要的作用。

二、宋明理学对明清时期医家的影响

宋金元时期，中医学在理学的催化下获得了新的突破与发展。明太祖朱元璋罢黜百家，独尊程朱，理学开始成为国家的统治思想。这一时期，"儒"与"医"相结合的局面很好地体现在同时期的医家身上。但是，就其研究成果来看，有关文献主要集中在张景岳、赵献可、孙一奎的著作中，研究相对不足。

有学者曾经对张景岳医学思想的理学渊源进行探究，认为张景岳所倡导的新的中医宇宙本体论，是在理学家周敦颐的太极说、理学家张载的"气论"和"天人一体论"、阳明心学等理学思想的基础上形成的。理学中的"气一元论"、宇宙本体观和阳不足论，为张景岳的医学思想提供了自然主义和朴素辩证法的哲学基础，而在这两种理论的指导下，张景岳最终提出了著名的"命门学说"。

赵献可命门学说深受理学家周敦颐《太极图》及《太极图·易说》的影响，其著名的命门形象图则是脱胎于周敦颐的太极图。赵献可根据理学中"太极是天地万物之理"的思想，创立了他的"命门"学说。

孙一奎是运用理学中的太极理论探求生命本原的第一人，中国传统哲学经典《周易》《太极》等对其理论构建都起到了重要作用。孙一奎追溯生命本源，借鉴了理学家周敦颐《太极图说》中自然生命都是由简单到复杂的发展变化过程的观点。孙一奎著名的"命门肾间动气学说"，是以理学家张载主张的"气为宇宙万物的根源"为理论基础的。

一种社会文化是当时特定的历史环境的体现，是政治、经济以及社会各个方面的缩影，或多或少地影响着当时人们的认知和价值观。同样，宋明理学作为中国古代哲学发展的新高峰时期，同样潜移默化地影响了不同时期的著名医学家。宋金元时期是理学形成和发展成熟的时期，理学思想体系逐渐完善，并且逐渐地渗透到当时的医学当中，对宋金元时期的中医学影响非常深刻。明清时期的理学成为了社会的主流思想，和中医学的结合也更加紧密。宋明理学对中医学的形成、构建和发展产生了重要影响。

【思考题】

1. 宋明理学的概念及特点是什么？
2. 宋明理学的主要思想有哪些？
3. 宋明理学对中医学的影响是怎样的？

【经典文献选段】

1. 朱丹溪《格致余论·阳有余阴不足论》

人受天地之气以生，天之阳气为气，地之阴气为血。故气常有余，血常不足。何以言之？天地为万物父母。天，大也，为阳，而运于地之外；地，居天之中为阴，天之大气举之。日，实也，亦属阳，而运于月之外；月，缺也，属阴，禀日之光以为明者也。人身之阴气，其消长视月之盈缺。故人之生也，男子十六岁而精通，女子十四岁而经行。是有形之后，犹有待于乳哺水谷以养，阴气始成，而可与阳气为配，以能成人，而为人之父母。古人必近三十、二十而后嫁娶，可见阴气之难于成，而古人之善于摄养也。《礼记》注曰：惟五十然后养阴者有以加。《内经》曰：年至四十，阴气自半，而起居衰矣。

2. 张景岳《类经附翼·三焦包络命门辨》

故脉经以肾脏之脉配两尺，但当曰左尺主肾中之真阴，右尺主肾中之真阳。而命门为阳气之根，故随三焦相火之脉，同见于右尺则可；若谓左肾为肾，右肾为命门则不可也。虽然，若分而言之，则左属水，右属火，而命门当附于右尺；合而言之，则命门象极，为消长之枢纽，左主升而右主降，前主阴而后主阳。故水象外暗而内明，坎卦内奇而外偶。肾两者，坎外之偶也；命门一者，坎中之奇也。一以统两，两以包一。是命门总主乎两肾，而两肾皆属于命门。故命门者，为水火之府，为阴阳之宅，为精气之海，为死生之窦。若命门亏损，则五脏六腑皆失所恃，而阴阳病变无所不至。其为故也，正以天地发生之道，终始于下；万物盛衰之理，盈虚在根。故许学士独知补肾，薛立斋每重命门，二贤高见，迥出常人，盖得于王太仆所谓壮水之主，益火之原也。此诚性命之大本，医不知此，尚何足云？故予为申明，用广其义。即此篇前后诸论，虽多臆见，然悉揣经意，非敢妄言，凡我同心，幸为裁正。

3. 周敦颐《太极图说》

无极而太极。太极动而生阳，动极而静，静而生阴，静极复动。一动一静，互为其根。分阴分阳，两仪立焉。阳变阴合，而生水火木金土。五气顺布，四时行焉。五行一阴阳也，阴阳一太极也，太极本无极也。五行之生也，各一其性。无极之真，二五之精，妙合而凝。乾道成男，坤道成女。二气交感，化生万物。万物生生而变化无穷焉。

唯人也得其秀而最灵。形既生矣，神发知矣。五性感动而善恶分，万事出矣。圣人定之以中正仁义而主静，立人极焉。故圣人"与天地合其德，日月合其明，四时合其序，鬼神合其吉凶"，君子修之吉，小人悖之凶。故曰："立天之道，曰阴与阳。立地之道，曰柔与刚。立人之道，曰仁与义。"又曰："原始反终，故知死生之说。"

主要参考文献

1. 孙广仁. 中国古代哲学与中医学 [M]. 北京：中国中医药出版社，2009.

2. 张其成. 中医哲学基础 [M]. 北京：中国中医药出版社，2016

3. 薛公忱. 论医中儒道佛 [M]. 北京：中医古籍出版社，1999.

4. 祝世讷. 中西医学差异与交融 [M]. 北京：人民卫生出版社，2000.

5. 刘长林. 中国系统思维——文化基因探视 [M]. 北京：社会科学文献出版社，2008.

6. 曲黎敏. 中医与传统文化 [M]. 北京：人民卫生出版，2009.

7. 张大钊. 中医文化对谈录 [M]. 南宁：广西师范大学出版社，2009.

8. 潘毅. 寻回中医失落的元神 [M]. 北京：广东科技出版社，2013.

9. 费孝通. 中国文化的重建 [M]. 上海：上海师范大学出版社，2014.

10. 董洪涛. 选择中医 [M]. 南宁：广西师范大学出版社，2019.

11. 刘力红. 思考中医 [M]. 南宁：广西师范大学出版社，2019.

12. 丰洁明. 易经养生智慧 [M]. 呼和浩特：远方出版社，2010.

13. 林殷. 儒家文化与中医学 [M]. 北京：中国中医药出版社，2010.

14. 耿刘同，耿引循. 佛学与中医学 [M]. 北京：中国中医药出版社，2017.

15. 季羡林. 季羡林谈佛 [M]. 武汉：武汉出版社，2011.

16. 张荣明. 儒道释三教论 [M]. 北京：商务印书馆，2018.

17. 孙武. 孙子兵法与三十六计的智慧 [M]. 西安：三秦出版社，2012.

18. 张介眉. 兵学与中医学 [M]. 北京：中国中医药出版社，2017.

19. 姚春鹏. 宋明理学与中医理论嬗变 [M]. 济南：山东大学出版社，2021.